公立医院绩效评估研究

薛新东　著

U0250138

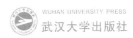
武汉大学出版社

图书在版编目(CIP)数据

公立医院绩效评估研究/薛新东著. —武汉:武汉大学出版社,2016.11
ISBN 978-7-307-18815-0

Ⅰ.公…　Ⅱ.薛…　Ⅲ.医院—人事管理—研究—中国　Ⅳ.R197.322

中国版本图书馆 CIP 数据核字(2016)第 274956 号

责任编辑:黄金涛　　　责任校对:汪欣怡　　　版式设计:马　佳

出版发行:**武汉大学出版社**　　(430072　武昌　珞珈山)
　　　　　　(电子邮件:cbs22@ whu. edu. cn　网址:www. wdp. com. cn)
印刷:虎彩印艺股份有限公司
开本:720×1000　1/16　　印张:16　字数:202 千字　　插页:3
版次:2016 年 11 月第 1 版　　　2016 年 11 月第 1 次印刷
ISBN 978-7-307-18815-0　　　定价:57.00 元

　　本书出版受教育部人文社会科学青年基金项目《公立医院绩效评估研究——基于湖北省的实证分析》（项目批准号：10YJC630316）和城乡社区社会管理湖北省协同创新中心的共同资助。

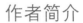
作者简介

薛新东

男，1977年生，河南南阳人。现为中南财经政法大学公共管理学院副教授、硕士生导师，城乡社区社会管理湖北省协同创新中心研究员。主要研究领域为：社会保障、社会治理。2009年毕业于武汉大学政治与公共管理学院公共经济管理专业，获管理学博士学位。2007—2008年获得"中国青年卫生经济学者"奖学金计划资助，在北京大学光华管理学院中国卫生经济研究中心学习。近年来，先后主持国家社科基金一般项目、教育部人文社科青年项目、中央高校基本科研经费项目、湖北省人文社科重点研究基地项目共6项，出版学术专著2部。在 *Health Economics*、 *Economics & Human Biology*、 *Economics: The Open-Access, Open-Assessment E-Journal*、《财贸经济》、《经济管理》、《财政研究》、《人口与经济》、《中国卫生经济》、《西北人口》等SSCI、CSSCI期刊上公开发表学术论文20余篇。

目　录

绪　　论

一、研究背景

2009 年 4 月，《中共中央、国务院关于深化医药卫生体制改革的意见》和《医疗卫生体制改革近期重点实施方案（2009—2011年）》的发布，标志着中国新一轮医改的正式启动。公立医院改革是新一轮医改的重点和难点。国家先后出台了一系列关于公立医院改革的政策文件。2010 年 2 月，卫生部、国家发改委等 5 部委发布的《关于公立医院改革试点的指导意见》，决定在全国 16 个城市开展公立医院改革试点，并提出了管办分开、落实公立医院法人地位和完善公立医院法人治理结构等具体改革措施。2013 年，党的十八届三中全会审议通过的《中共中央关于全面深化改革若干重大问题的决定》明确提出，要"要加快公立医院改革，落实政府责任，建立科学的医疗绩效评价机制和适应行业特点的人才培养和人事薪酬制度"。2014 年的政府工作报告提出，2014 年，县级公立医院的改革，要从原来试点的 311 个县扩大到 1000 个左右，同时拓展城市公立医院的改革，从原来的 17 个试点城市扩大到至少每个省都有一个城市开展公立医院综合改革。2014 年，国家卫计委等五部门联合发布了《关于推进县级公立医院综合改革的意见》提出，全面深化县级公立医院管理体制、补偿体制、价格机制、药品采购、人事编制、收入分配、医保制度、监管机制等方面的综合改

1

革。与此同时，作为改革的配套措施，国家财政对公立医院改革的投入不断加大，2009—2012 年累计投入了 800 多亿元（王保安，2013）。

公立医院在我国医疗服务市场中占据着绝对主导地位，其运行绩效直接关系到我国医疗卫生体系整体效率的高低，其成败直接关系到我国医疗卫生体制"供方改革"的成败。新医改实施五年以来，政府对医疗卫生的巨大投入并未减轻个人的直接负担，居民"看病难，看病贵"问题并未缓解。数据显示，个人卫生支出的绝对数额仍在逐年上涨，个人实际卫生支出的金额从 2008 年的 5875.86 亿元上升到 2012 年的 9654.55 亿元，增加了 3778.69 亿元，较 2008 年上涨了 64.31%（李唐宁、方烨，2014）。医院（尤其是公立医院）的供方诱导需求（过度医疗、过度检查和过度用药）是造成个人医疗费用快速上涨的重要因素。公立医院改革是整个医改的关键环节。如果公立医院的改革不落实，那么整个医药卫生体制的改革就不可能成功。即使医疗保险的覆盖面大幅度扩大，政府对医疗保险的财政补助大幅度增加，医保基金的支出水平大幅度提高，如果公立医院没有真正意义上的改革，那么医疗费用的上涨不可能得到控制，全民医保的积极成效将功亏一篑。

基于此，本书旨在对我国公立医院的运行绩效进行评估，以了解相关的改革措施是否提高了公立医院的运行绩效以及缓解了居民"看病难，看病贵"问题。这不仅有助于找到影响公立医院运行绩效的因素，而且有助于进一步明确我国医改的方向。

二、研究目的

本书的总体研究目标是探索公立医院绩效评估的分析框架，利用《中国卫生统计年鉴》和相关公开的微观数据库来考察公立医院的运行绩效，并结合对湖北县级试点公立医院的调查来对公立医改革的效果进行评估，以便为公立医院改革提供基础信息和政策建议。具体的研究目标可以分为以下几个方面：

1. 回顾和梳理我国公立医院的历史沿革，分析我国公立医院的运行现状和内在机制，指出我国公立医院存在的问题。

2. 建立公立医院绩效评估的理论分析框架，为实证评估奠定理论基础。

3. 基于2008—2012年中国各省市数据，运用数据包络分析法（DEA）和随机边界分析法（SFA）研究公立医院运行效率的动态变化过程及其决定因素。

4. 基于2008—2012年中国各省市数据和2011年、2013年中国健康与养老追踪调查数据（CHARLS）比较公立医院和民营医院在医疗费用是否存在差异及其主要影响因素。

5. 评估我国公立医院的医疗服务质量现状及相关配套改革措施的实施效果。

6. 基于潍坊、无锡、苏州、上海、宿迁等地公立医院改革试点案例，评估我国公立医院内部治理结构改革及其实施效果。

7. 为政府推进公立医院改革和完善相关改革措施提供理论依据和政策建议。

三、研究内容

医院的绩效评估不仅要关注医院运行效率的动态变化情况，还要从患者的视角来评估医院的绩效及医院改革政策的实施效果。本研究遵循"有限目标、重点突破"的原则，具体研究内容包括6个部分：

1. 回顾和梳理我国公立医院的历史沿革、发展现状和存在的问题。包括：第一，回顾我国公立医院的历程沿革：计划经济时期、经济转轨时期和市场经济时期；第二，分析我国公立医院的发展现状：管理体制、人事管理制度、筹资机制、固定资产配置、监管体系和外部市场环境；第三，分析我国公立医院存在的问题：市场化与政府管理的双重矛盾、医疗资源配置失衡、"看病难、看病贵"问题尚未得到有效解决和医患关系持续恶化。

2. 建立公立医院绩效评估的理论分析框架。包括：公共部门绩效评估理论、公立医院的产生与行为理论、结构—行为—绩效（SCP）理论和医院内部治理结构理论。

3. 对公立医院运行效率进行评估。首先，比较分析数据包络分析法和随机边界分析法；其次，利用 DEA 方法，对各省市数据的公立医院运行效率进行评估；第三，利用 SFA 方法，对湖北省试点县级公立医院运行效率评估。

4. 对公立医院医疗费用进行评估。首先，基于省级面板数据，评估民营医院进入对公立医院医疗费用的影响；其次，利用中国健康与养老追踪调查的患者数据，比较民营医院和公立医院在门诊费用和住院费用上是否存在差异。

5. 对公立医院医疗服务质量进行评估。首先，分析我国公立医院医疗服务质量的保障体系；其次，利用省级数据，评估公立医院医疗服务质量的影响因素。

6. 对公立医院内部治理结构进行评估。首先，建立医院内部治理结构的分析框架；其次，分析我国公立医院内部治理结构改革的典型模式；再次，对不同改革模式进行比较分析，找出改革的共同特征并对未来的改革提出相应的政策建议。

四、研究思路和技术路线

本书坚持理论分析与实证分析、定性分析与定量分析相结合的研究方法。研究按照以下思路和程序进行：（1）确定研究目标和研究问题。通过对我国公立医院的历史沿革、运行现状和存在问题的回顾和梳理，明确本书研究的关键问题；（2）通过对公共部门绩效评估理论、公立医院产生及行为理论、结构—行为—绩效（SCP）、医院内部治理结构的分析，确立理论分析框架；（3）获取研究数据。整理已经获取的公开调查数据，构建面板数据；（4）数据整理和分析。对数据进行整理，并根据研究内容对面板数据进行系统分析；（5）形成初步结论。本书的研究思路如图0-1所示：

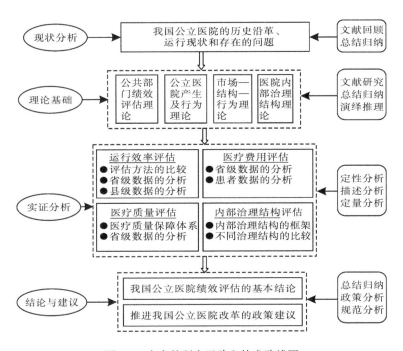

图0-1　本书的研究思路和技术路线图

五、创新与不足之处

本书的创新之处主要表现在以下几个方面。

1. 研究视角上，突破了以往静态评估公立医院绩效的局限性，不仅从医院自身的角度评估公立医院的运行绩效，而且还从与民营医院相比较的动态角度进行评估，从而较为全面客观地反映公立医院的绩效状况。

2. 研究内容上，建立了一套公立医院绩效评估的框架体系，包括运行效率评估、医疗费用评估、医疗质量评估和内部治理结构评估等。

3. 研究方法上，借助于动态面板模型和工具变量模型等现代计量经济学方法，克服实证分析中变量内生性可能带来的估计偏差，从而得到更为准确的估计结果。

本书存在如下不足之处：

1. 由于数据的可及性和可得性，本书较多地运用公开的宏观数据进行实证分析，医院微观层面的实证分析略显不足，这在一定程度上影响到研究结论的针对性和可靠性。

2. 医疗服务质量具有多维特征，需要从结构—过程—结果等方面进行评估。本书只对各省市公立医院医疗服务质量的结果进行了评估，对医疗服务质量的结构和过程的评估没有涉及，需要未来更进一步的研究。

第一章　我国公立医院的历史沿革、运行现状与现实困境

第一节 我国公立医院的历史沿革

一、计划经济时期我国公立医院沿革(1949—1980)

中华人民共和国成立之初,经过长年战乱以及传染病、流行病频发,国民健康状况不容乐观。婴儿死亡率高达200‰,人均期望寿命仅为35岁。1949年,全国医疗机构仅3670所,医护人员数共计54.1万人,卫生机构床位数为8.5万张(中国统计年鉴,1996)。为改变医疗卫生资源短缺的状况、控制疾病发生率和改善国民健康状况,新成立的中央政府采取了一系列措施,如开展爱国卫生运动、建立公立医院和培训赤脚医生等。

最初的公立医院主要是从解放军野战医院、旧政府和外国教会及慈善机构遗留医院转换而来。在中华人民共和国成立初期,政府允许民营医院和私人诊所等非公立医疗机构的存在。当时政府的相关规定明确指出:对于一切公立的、私立的、合作性质的公私合办的医疗机构,各地卫生行政机关应根据实际需要及其技术与设备条件,领导其实行合理的分工合作,不得有所歧视(卫生部,1951)。因此,私营诊所、民营医院与公立医院共同承担全国医疗卫生服务工作。数据显示,1950年,全国卫生系统从业人员61.3万人,其中私人开业人员48万人,占从业人员总数78.3%;集体所有制卫生机构0.3万人,占从业人员总数的0.5%;全民所有制卫生机构13万人,占从业人员总数的21.2%(李玉荣,2009)。随着第一个五年计划的实施和社会主义改造运动的不断高涨,政府不仅建设了大批公立医院,而且对部分民营医院和私人诊所也进行了所有制改造,以公立医院为主的医疗卫生服务体系初步形成。

在城市,医疗服务主要由公立医院提供,费用主要是通过公费

9

医疗和劳保医疗支付。公立医院作为国家事业单位机关,其工作人员享受国家职工待遇,通过工资制发放报酬。在这一时期,政府对公立医院的补贴额占医院预算额的 15%～35%,基本保证公立医院的社会功能得以实现(The World Bank,2010)。

在农村,医疗服务主要由赤脚医生①提供,费用通过农村合作医疗制度②支付。赤脚医生主要来源于农村略懂医术的中医、有一定知识文化水平的农村居民,经过 1～2 个月的短期培训之后就开始为村民提供最基本的预防服务(如健康教育、卫生防疫、环境卫生、公共卫生运动)和基本医疗服务(陈美霞,2001)。赤脚医生的薪酬主要来源于集体经济组织③,采取工分制的计酬方式。

在十年"文革"时期,城市个体医生被迫停业,联合诊所亦转换为集体所有性质,几乎不存在民营医疗机构,全民、集体所有制医疗机构处于垄断地位(钟东波,2008)。同期,农村合作医疗制度却得到广泛发展。1966—1976 年,基本每个社区都配有卫生中心。依托已存在的农村卫生设施,农村三级卫生网络初步建立,即初级保健、二级卫生机构(县)以及高级转诊医院。这一网络扩大了农村医疗服务和药品的供应、改进疾病预防和医疗服务的疗效、强化了农村卫生队伍、降低感染性疾病发生。我国人均预期寿命从中华人民共和国成立前的 35 岁提升到 1978 年的 67.8 岁(刘洪清,

---

① 赤脚医生:"文革"之前被称为"半农半医",1968 年才改称为"赤脚医生","文革"之后又改称为"乡村医生"或者"卫生员"。为便于理解,本书统一称为"赤脚医生"。

② 农村合作医疗制度:最早起源于 1950 年前后东北农村自发举办的、带有合作性质的基层卫生组织;1951 年,卫生部鼓励农村地区举办民办公助性质的联合诊所;1955 年开始出现合作医疗保健制度;而合作医疗成为一项基本制度则是在 1960 年。

③ 赤脚医生的薪酬最开始是由生产大队支付,随着 1958 年人民公社兴起,赤脚医生的薪酬则由人民公社负责支付。

2009）。

总体而言，这段时期以公立医院和乡村医生为主体的医疗卫生服务体系是国家、个人都可承受的，也是有效的。居民可以得到价格低廉的基本医疗卫生服务。医院通过政府补助、保险机构支付获得经费支持，保险机构从政府、集体和单位得到财政支持。这种模式确保了居民得到医疗服务的权利，政府的责任就是对医院的支出进行补偿。然而，这项政策的一个主要困境就是政府巨大的财政负担。当政府的补偿不能完全弥补医院的实际成本时（非全额补偿），医疗卫生资源的短缺现象就会出现。

二、经济转轨时期我国公立医院沿革（1980—2003）

改革开放之前，我国医疗卫生机构的费用支出基本上来源于国家财政。在公费医疗和劳保医疗接近免费的制度激励下，居民有消费更多医疗卫生服务的动机，医疗需求不断膨胀，浪费现象非常严重，"一人参保、全家无忧"的现象非常普遍。与此同时，公立医院的所有权、经营权集中于国家，实行严格的政府管控，医院缺乏经营自主权。医生以国家职工身份行医，享受固定化、低水平的职务等级工资制，缺乏控制医疗费用、提高服务效率的激励。其结果是，医疗卫生支出占政府支出的比例较高，政府财政负担不断加重。医疗供给水平无法满足日益增加的医疗服务需求，患者"看病难、住院难、手术难"成为当时的突出问题。

在改革开放的大背景下，1979年国家劳动总局、财政部、卫生部发布《关于加强医院经济管理试点工作意见的通知》。该通知指出将运用经济方法对医院进行改革，参照国有企业改革模式对公立医院进行改革，基本指导思想为"引入市场机制"和"变革医院的所有权"，以缓解政府的财政负担。具体意见包括给予医院较大的自主权和机动权，可以实行定额管理制度，实行"全额管理、定额补助，结余留用"的经费补助制度，将包工资的办法，逐步改为按编制床位实行定额补助的办法。这些改革措施取得了一定的成绩，公立医院亏损的局面得到了缓解。

1980年，国务院批准卫生部《关于允许个体开业行医问题的请示报告》，允许个体医生进入医疗卫生领域，这打破了公立医院在医疗卫生服务市场全面垄断的局面，医疗卫生机构服务主体向多元化发展，增加了医疗服务供给，提升了医疗服务行业的整体活力。

在公立医院管理制度改革方面，这一时期强调计划管理和定额管理制度的运用。1981年，卫生部发布《医院经济管理暂行办法》和《关于加强卫生机构经济管理的意见》，政府对公立医院正式实行"定任务、定床位、定人员编制、定业务技术指标、定经费补助"的定额管理制度，尝试改变医疗卫生机构不善经营核算的现状。1982年，卫生部先后发布《全国医院工作条例》、《医院工作制度》和《医院工作人员职责》，这些文件对医院领导体制、医疗预防、工作制度、岗位职责进行了详细的规定，以此推进公立医院管理制度改革。从上述文件可以发现，在公立医院改革进程中，政府的改革思路与实际行动存在明显差异，一方面强调运用经济的手段进行公立医院改革，另一方面仍然使用计划经济思路对医院进行计划、定额管理，医院的计划管理体制并没有根本性的改变。

在公立医院收费改革方面，1981年国务院批转卫生部《关于解决医院赔本问题的报告》，指出公费医疗和劳保医疗可以进行按成本收费方法的试点，对城市居民和农民仍然实行低标准收费，以解决公立医院大量赔本、越办越穷的困境。但是，对于公立医院亏损的真正原因究竟是收费过低还是浪费严重，政府部门并没有形成准确的认识。

1984年，卫生部为解决医疗投入短缺问题，起草了《关于卫生工作改革若干政策问题的报告》。其中提出，"必须进行改革、放

宽政策、简政放权、多方筹资、开阔卫生事业的路子"。主要内容
包括：(1)实行中央、地方和部门同时并举的方针，发展全民所有
制的卫生机构，鼓励企业和其他部门建立卫生机构。向社会开放，
鼓励和支持集体经济组织、城镇和街道组织举办医疗卫生设施，鼓
励民主党派、群众团体办卫生机构，鼓励离退休医务人员集资办卫
生机构；(2)扩大全民所有制卫生机构的自主权，实行院、所、站
长负责制，实行干部聘任制和工人合同制；(3)国家对医院的补助
经费，实行定额包干。补助经费定额确定后，单位有权自行支配使
用；(4)改革收费制度。按成本制定收费标准，并可根据不同的病
房等级，实行不同的收费标准。1985年，国务院批转卫生部《关于
卫生改革若干政策问题的报告》，提出以社区医院为载体、鼓励社
会力量举办医疗卫生机构的改革思路。这一改革鼓励退休的医护人
员集资举办医疗卫生机构，允许私有资本进入卫生领域。同时允许
医院收费，调动了医务人员的积极性，提升了医务人员的工作效率
和服务态度。

受企业承包制改革的推动，1989年国务院批转了卫生部等部
门《关于扩大医疗卫生服务有关问题的意见》的报告，提出通过实
施医疗卫生机构承包制，进一步推动医院改革的措施。这项措施允
许公立医院从医疗服务中赚取利润，并且可以向高质量的医疗服务
收取更高的价格。通过这项新措施，调动了医院及其工作人员的积
极性，但也开始出现了一系列乱象，如医生走穴、大处方、大检查
单等。

1992年，中共中央国务院发布《关于加快发展第三产业的决
定》，将医疗卫生事业纳入第三产业。为贯彻这一决定，同年卫生
部下发《关于深化卫生改革的几点意见》，本着遵循"放权让利"的
原则，扩大医疗卫生机构的自主权(包括允许自行增加创收机会)。
实行干部聘用制、专业技术职务聘任制或全员劳动合同制，试行评

聘分开，逐步建立能上能下、能进能出、能升能降的人事制度。打破平均主义的分配方式，根据不同单位或条件，可分别实行结构工资、职等工资或绩效工资制，拉开分配档次。这些改革充分调动了公立医院及其职工的积极性，提高工作效率，一定程度上缓解了看病难、看病贵的困境。将医疗卫生事业纳入第三产业，意味着政府投入的减少，医院需要自行解决资金问题。由于遭到医疗卫生部门、医院等相关利益主体的抵制，该项改革措施进展缓慢。

尽管这些措施允许医院向服务收费，但是公立医院和政府之间的关系并无明显改变。医院的管理模式仍然是管办不分的模式，管理方面没有得到明显的改善。放权让利的改革措施在取得一定成效的同时，也带来了一系列问题，如重数量轻质量、重经济利益、轻社会效益、红包回扣等等。社会对医院的不满情绪增加、医患关系紧张、医药费用快速上升，其增长速度远远超过了国民经济发展的速度和财政收入增长的速度，"看病贵"问题日益凸显。这成为1994年镇江、九江职工医疗保障制度改革试点的重要诱因之一。

1994年，国务院印发的《关于江苏省镇江市、江西省九江市职工医疗保障制度改革试点方案的批复》中指出，必须切实搞好医疗单位内部的管理改革，既要减少浪费也要提高医疗质量，探索建立对医患双方的制约机制。该批复还指出医疗单位属于社会公益事业单位，其基本建设、大型医疗设备购置以及维修支出要纳入同级政府财政预算。"两江"的实施措施中都强调对医保定点医院实行医疗报销费用定额管理制度，对医院的销售药品收入与医疗服务收入实行分别管理。

1997年，中共中央、国务院发布了《中共中央、国务院关于卫生改革与发展的决定》，明确了政府在提供公共卫生和基本医疗服务方面的财政、管理责任，明确划分了政府—医院的角色、权力及职责，进一步扩大卫生机构的经营自主权，实行并完善院长负责制。调整医疗机构收入结构，降低药品收入在医疗机构收入中的比重，合理控制医药费用的增长幅度，医疗收支和药品收支实行分开核算、分别管理。这些改革措施一定程度上改变了公立医院的运行机制，公立医院的自主权得到了进一步的加强。

2000 年，国务院公布的《关于城镇医药卫生体制改革的指导意见》及一系列配套文件都强调需要区分营利性医疗机构与非营利性医疗机构，实行分类管理，实施不同的财政、税收、服务价格等政策。随后，公立医院开始深化人事制度和分配制度改革，不断扩大运营自主权。这些改革对医疗市场进行了规制，加强了对非公立医院的管理，强化了对医疗广告的监管，降低了医疗服务价格，减少了检查费用，并规制了医疗卫生机构及其职工的行为。同年，卫生部等发布的《关于城镇医疗机构分类管理的实施意见》中提出了公立医院管理体制改革的思路，即积极探索建立权责明晰的组织管理体制，使其真正成为自主管理的法人实体。

总之，在这一时期，公立医院尝试了不同管理模式和内部治理模式的改革，管理制度得到了某种程度的改善。但是，政府对医疗服务价格的管制也激励着医生诱导患者增加对药品和医疗服务的需求。虽然这段时期公立医院改革主要遵循"市场取向"的总体方向，但实际上仍然采用计划经济管理办法，医院不断追求经济利益的趋势越来越明显。"放权让利"以及所有权改革虽然增加了医院的额外收入，但这些措施的出发点并不是提高医疗服务效率和服务质量，而是减少政府支出、缓解财政压力。此外，按照国有企业模式对医院进行改革产生了一些意想不到的后果，主要表现在：医院管理的改革落后于宏观经济改革，医院效率低下；公立医院社会功能逐渐弱化，医疗设备的分配不均衡；不当的激励促使公立医院缺乏效率和竞争意识；医疗费用快速攀升，医患关系不断恶化，"看病难、看病贵"问题日益突出。

三、市场经济时期我国公立医院沿革(2003—至今)

2003 年 SARS 危机的爆发使医改再次成为全社会关注的焦点问题。政府、社会、公众都在思考我国医疗卫生体制改革的方向和路径。2005 年国务院发展研究中心发表《对中国医疗卫生体制改革的评价与建议》，指出"从总体上讲，改革开放以来的医疗卫生体制改革是不成功的"。2006 年，北京大学、清华大学相继发布了关于江苏宿迁改革的两个完全不同版本的调查报告，引起社会各界对医革大讨论。学界关于医改的讨论主要集中在是"政府主导"亦或是"市场主导"上。政府主导派认为我国医疗卫生体制中出现问题的原因在于过度的市场化，改革的关键在于强化政府责任；市场主导派认为我国医疗体制中的问题在于竞争不足，改革的重点在于引入市场竞争机制。争论双方既有分歧也有共识。主要表现在：(1)双方都承认政府主导，但是对政府主导的含义理解不同。政府派认为政府主导就是由政府直接提供医疗卫生服务，政府要发挥组织功能，补贴医疗供方，维护公立医院的公益性；市场派认为政府的职能主要在于筹资，通过补贴需方来实现全民医保；(2)政府派主张用政府干预的办法解决市场失灵，其实质是重回计划经济的老路，市场派则主张运用市场的方法解决市场失灵；(3)政府主导派注重借鉴英国、加拿大等国的经验，市场派注重借鉴美国经验，但双方均没有考虑到转型时期我国医疗卫生体制的特殊性，也没有抓住公立医院改革这个中心环节。

2006 年，《国民经济和社会发展的十一五规划纲要》对医疗卫生的筹资体制进行了修改和调整，并强调增加政府的责任。该纲要还强调了政事分开、管办分开、医药分开、营利性与非营利性分开的改革方向，属地化和行业管理的分类管理原则，以及加强对医生行为、服务质量、药品市场的监管，以控制医疗费用增长过快。同年，在中共中央政治局第三十五次集体学习会议中，胡锦涛同志指出，"要坚持公共医疗卫生的公益性质，深化医疗卫生体制改革，强化政府责任，着力解决群众看病难和看病贵问题"，进一步明确指出新一轮改革的方向。

虽然社会各界对医改进行了广泛的讨论，但国家层面并没有发布关于医改的总体性政策。直到 2009 年，中共中央、国务院发布《关于深化医药卫生体制改革的意见》，意见强调了政府责任，明确指出了坚持公益性原则的必要性。该意见的出台为新一轮改革提供了指导性意见。但是，意见对公立医院公益性没有做出具体解释，对实行公益性的路径也没有详细的说明，只是认为公益性与政府主导是简单的对等关系。

2010 年《关于公立医院改革试点的指导意见》出台，明确了公立医院的改革原则及内容，即在坚持公立医院公益性质的前提下，从区域卫生规划、公立医院管理体制、补偿机制、运行机制、监管机制等方面对公立医院进行改革。该意见还指出"坚持公立医院的主导地位，鼓励多元化办医，推动不同所有制和经营性质医院协调发展"。同年，选取鞍山、芜湖、镇江等 16 个城市作为国家联系试点城市，开展公立医院改革试点。主要从以下几个方面开展试点工作：(1)完善公立医院的服务体系。加强公立医院的规划和调控，推动公立医院结构布局的优化调整；建立公立医院与基层医疗卫生机构分工协作机制，实行分级医疗、双向转诊。(2)改革公立医院管理体制。明确各级政府举办公立医院的职责，积极探索管办分开的有效形式，推进属地化管理；探索建立公立医院法人治理结构，落实公立医院独立法人地位；建立以公益性为核心的公立医院绩效考核管理制度。(3)改革公立医院内部运行机制。完善医院内部决策执行机制；完善医院财务会计管理制度，在大型公立医院探索实行总会计师制度；深化公立医院人事制度改革，完善分配激励机制；探索实行注册医师多地点执业的方式，引导医务人员合理流动。(4)改革公立医院补偿机制。改革以药补医机制，逐步将公立医院补偿由服务收费、药品加成收入和政府补助三个渠道改为服务收费和政府补助两个渠道；合理调整医药价格，逐步取消药品加成政策；完善基本医疗保障费用支付方式，积极探索实行按病种付费、按人头付费、总额预付等方式。

2012年，国务院办公厅印发了《"十二五"期间深化医药卫生体制改革规划暨实施方案》，提出大力发展非公立医疗机构，鼓励社会力量以及境外投资者举办医疗机构，鼓励具有资质的人员依法开办私人诊所。落实了《关于公立医院改革试点的指导意见》中"鼓励多元化办医，推动不同所有制和经营性质医院协调发展"的改革思路。同年，国务院办公厅印发了《关于县级公立医院综合改革试点意见的通知》，提出统筹推进管理体制、补偿机制、人事分配、价格机制等综合改革，统筹县域医疗卫生体系发展，基本实现大病不出县的目标。需要指出的是，"看病难、看病贵"问题在大城市、大医院表现得最为突出。国务院却选择县级医院而不是大城市、大医院进行改革，其中一个原因可能是为了规避改革障碍而避重就轻。这既凸显了公立医院改革的艰巨性和复杂性，也注定了公立医院改革很难取得突破性进展。

从总体上看，这一时期的公立医院改革遵循了正确的方向。政府先后提出了一系列明确的政策措施，"四个分开"的提出表明政府已经掌握了改革的基本方向。但遗憾的是，掣肘于相关部门利益的藩篱，这些改革措施并没有落实到位，公立医院改革几乎停滞不前。"政事不分、管办不分"的管理体制并没有从根本上破除，政府仍然掌握着公立医院的经营管理命脉。医院仍然承担着医治与卖药的双重职责，"以药养医"机制并没有得到破除；公立医院形式上属于非营利性机构，却不断追逐经济利润，丧失了公益性。《关于深化医药卫生体制改革的意见》提出，到 2011 年，基本医疗卫生服务可及性明显得到提高，居民就医费用负担显著降低，切实缓解"看病难、看病贵"问题。由于政策不能得到有效落实，"四个分开"不能有效执行，这一目标仍没能得到实现。"看病难、看病贵"问题并没有得到根本的缓解，医患关系持续恶化。深化公立医院改革的呼声日益强烈，医改依然任重道远。

第二节　我国公立医院的运行现状

一、公立医院的总体状况

经过 30 多年的改革和发展，我国公立医院的医疗服务能力、医疗资源供给以及自身医疗技术水平等方面得到了非常大的提升。公立医院处于医疗服务提供的主体地位。从表 1-1 可以看出，我国医院数量从 2005 年的 18,703 家迅速增加到 2012 年的 23,170 家。2012 年，我国公立医院共有 13,384 家、床位有 324 万张、共有卫生技术人员 328 万人，分别占全国医院数、床位数和医院卫生技术人员数的 57.76%、87.5% 和 72.6%；公立医院提供门诊服务 20 亿人次，住院服务 9700 多万人，分别占全国医院门诊人次和住院人数的 90.9% 和 90.3%（《中国卫生统计年鉴》，2012）。

表 1-1　　　　　　　　我国医院的总体分布情况

医院分类	2005 年	2008 年	2009 年	2010 年	2011 年	2012 年
总计	18703	19712	20291	20918	21979	23170
按经济类型分						
公立医院	15483	14309	14051	13850	13539	13384

续表

医院分类	2005 年	2008 年	2009 年	2010 年	2011 年	2012 年
民营医院	3220	5403	6240	7068	8440	9786
按主办单位分						
政府办	9880	9777	9651	9629	9579	9637
社会办	6604	6048	6046	5892	5926	6029
个人办	2219	3887	4594	5397	6474	7504
按管理类别分						
非营利性	15673	15650	15724	15822	16258	16767
营利性	2971	4038	4543	5096	5721	6403
按医院等级分						
三级医院	946	1192	1233	1284	1399	1624
二级医院	5156	6780	6523	6472	6468	6566
一级医院	2714	4989	5110	5271	5636	5962

数据来源：2013 年《中国卫生统计年鉴》，协和医科大学出版社。

二、公立医院的管理体制

管理体制是国家依据相关的法律法规和政策进行的组织与管理的机构设置、隶属关系、责权划分及运作方式和制度的总称。公立医院管理体制是我国卫生管理体制的一部分，其管理体制主要涉及政府内部各级次、各部门之间的权责关系及政府与公立医院之间的权责关系。

我国的公立医院又称国有医院，医院的资产和所有权归国家所有，医院的经营管理遵循管办不分的模式，受到政府的监督和管制。政府及主管卫生部门既办医院又管医院，兼具"运动员"和"裁判员"的双重身份。公立医院的人事权、财权、行政权不能自主，由政府及主管部门掌握，政事不分。主管部门对医院干预过多，医院的独立自主权得不到落实。每一家公立医院主要接受上级主管部门的行政管理（如图1-1所示）。此外，政府的管理部门过多、过杂，卫生部门、财政部门、物价部门、药监部门都有管理权，很难划清各部门的事权和责权，导致公立医院管理效率低下。

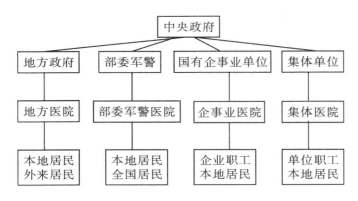

图1-1 我国公立医院的管理体制

三、公立医院的人事管理制度

医院的运行机制是指医院如何取得和配置资源，具体包括医院人事、资金和设备等资源的获取和配置。医院的内部运行机制不仅关系到医院人力资源、财务资源的权责分工和组织管理，还关系到医院医疗卫生服务的产出。合理完善的人事管理制度是医院提高服务效率和服务质量的保障。

1. 医院管理层的产生

我国公立医院的管理层分为四个层次，分别是院长、副院长、职能科室主任和专科主任。副院长根据管理职能分工，又分为行政副院长、业务副院长、后勤副院长。职能科室主任根据科室的分管工作进行划分，有内科主任、外科主任、妇产科主任、儿科主任等。专科主任是较大型的业务科室进行细分而形成的，如外科细分的胸外科主任、骨外科主任、心血管外科主任、神经外科主任等。

我国的公立医院是政府领导、监督和控制下的医院。公立医院的院长、副院长由上级党委或者政府主管部门任命，通常任期为四年，连任不超过两届，在任期内由任命单位负责日常管理。在公立医院的内部管理方面，实行院长负责制，院长和政府或管理主体之间，以签订任命合同的方式确定院长的权利义务、任期时间和工资报酬，院长对其任命的政府或管理主体负责。职能科室主任、专科主任由上级单位授权由院级领导任命，或经院级领导提名，经上级组织部门同意后由上级单位任命。

2. 医生的人事管理

医生是医院的主体，是医院正常运作和医疗服务产出的基础和保障。医生必须通过国家统一的事业单位招聘考试选拔才能进入公立医院工作。公立医院的医生属于事业编制，拿行政工资，等同于政府部门的公务员。虽然是通过事业单位招聘考试选拔医生，但实质上政府控制着用人权。公立医院的医生在医院上岗后，未经医院同意不能私自换岗或换单位，医院未经医生和上级部门同意也不能开除医生，公立医院的医生属于定人、定岗、定单位，不具有流动性。这种定编定员拿政府固定工资的用人制度，使得医生收入与个人工作绩效关系不大，弱化了医生的积极性和服务动力，影响了医疗服务的效率和质量。

在医疗卫生改革过程中，一些地区的公立医院对事业编制进行了改革尝试，医院实行岗位管理，定编不定人，医生拿岗位工资和绩效工资。这种更加灵活的用人机制，不仅有利于引进和留住人才，还能切实调动员工的积极性，有利于岗位职责的履行和工作效率的提高。医院的新进人员都是只占编制，属于事业单位的在编人员,但都没有编制,编制只属于单位,不属于个人。

3. 医技和后勤人员的人事管理

公立医院的医技和后勤工作人员,大部分是医院在人才市场上公开招聘来的,也可称之为编外人员。医院通过发布招聘通知、简历筛选、笔试、面试等招聘程序,从人才市场上挑选符合岗位要求,能胜任岗位职责的求职者,并与之签订聘用合同确定劳动关系。与事业编制的用人制度相比较,医院通过与员工签订合同确定劳动关系的用人制度,具有很强的灵活性和流动性。在这一制度下,员工可以自由选择工作单位,医院也可以自主决定员工的去留。

四、公立医院的筹资机制

公立医院是由政府建立的,承担着为患者提供基本医疗服务和卫生保健的职能,这就要求公立医院要始终坚持不以营利为目的,坚持为广大患者提供安全、可靠、方便、廉价的医疗卫生服务和药品。同时,公立医院的正常运转是建立在有充足资金保障的基础上,这样医院才有人才、设备和药品,才能满足居民的医疗服务需求。我国公立医院的筹资来源渠道主要有政府财政补助、医疗服务收费和药品收入等。

1. 政府的财政补助

政府财政补助是指政府为公立医院医疗服务提供的财政补贴和支持。主要包括对公立医院的专项投入和经常性投入。专项投入有公立医院房屋的兴建、大型医疗设备的购买、科研项目等,经常性投入主要是对医院工作人员的工资拨款。

数据显示,2011 年,我国公立医院的财政补助收入占医院总收入的总收入中 8.68%。其中,三级医院的财政补助收入占医院总收入的 7.13%,二级医院占 9.86%,一级医院占 13.91%,政府办公立医院占 9.04%。政府财政补贴最高的是一级医院，高达 13.91%，最少的是三级医院，只有 7.13%。三级医院凭借地理位置、资源配置、人才队伍、技术和设备的优势，有更广泛的患者群体和更高的业务收入，所需的财政补贴相对较少。一级医院由于技术条件的限制，患者数量相对较少，影响其业务收入，其所需政府补贴相对较多。

2. 医院的服务收费

医院在为患者提供诊疗和治疗服务的过程中，会产生人力资源的劳动消耗、卫生材料的消耗和医疗设备的折旧。医疗机构为了体现人力资源的技术劳务价值和设备材料的使用价值而收取的费用，即为医疗服务收费。医疗服务收费又分为门诊费和住院费，具体包括挂号费、检查费，治疗费、床位费和手术费。医院收取的医疗服务费用又分为两部分：一部分来源于患者自付费用，另一部分来源于第三方支付(医保机构)的费用。患者自付部分包括保险规定的起付线以下和封顶线以上的部分、报销范围以外的治疗项目和未参加医疗保险患者的门诊和住院费用。第三方支付的费用是指参加社会医疗保险或商业医疗保险的患者，在保险报销范围内，按照保险报销比例计算出的可报销的门诊和住院费用。

数据显示，2011 年，公立医院的医疗服务收费占医院总收入的 48.70%，其中门诊收入占 31.61%，住院收入占 68.39%。医疗服务收费占医院总收入的比例有所上升，其中住院收取的医疗服务费用仍占主要部分。从医疗服务具体收费项目来分析，门诊收入主要集中在检查和治疗项目上，检查和治疗的收入分别占门诊服务收入的 38.22% 和 23.07%，剩余 38.71% 的收入来源于挂号费和手术费用；住院服务收入主要来源于住院治疗的费用，住院治疗占住院服务收入的 33.03%，其他 66.97% 的收入来自手术费、检查费和床位费。总体而言，公立医院的医疗服务收费占医院总收入的比例不足 50%，并且主要集中在检查项目和治疗项目上。

3. 药品收入

药品收入是指医院从药品加价中所获得的收入，药品收入是公立医院资金的第三个来源。为减轻政府财政负担，保证非营利性医疗机构的正常运转，2006 年 5 月，发改委等八部委联合发布的《关于进一步整顿药品和医疗服务市场价格秩序的意见的通知》提出，县级及县级以上非营利性医疗机构及所有营利性医疗机构销售的药品，按最小零售包装单位，实行以实际购进价为基础，按顺加不超过 15% 的加价率作价销售，中药饮片的加价率不超过 25%。实际购进价高于 500 元的，最高加价额一律不得超过 75 元。在这一政策的激励下，医院和医生有动力给患者开大处方和贵处方，以获取更高的药品提成和收入回报。这是导致我国医疗卫生体制中"看病贵"和"以药养医"痼疾的重要原因。

数据显示，2011 年，我国公立医院的总收入中，药品收入占 40.50%，其中门诊药品收入占 40.40%，住院药品收入占 59.60%。公立医院的药品收入大部分集中在住院收入上，且西药的收入要远远高于中药。三级医院的药品收入占医院总收入的 40.94%，二级医院占 40.67%，一级医院占 39.24%，政府办医院占 40.41%。三级医院因其设备、技术和地理位置的优势，拥有更多的患者群体，尤其是很多重大疾病和慢性病患者，需要大量用药或长期用药，以上原因使三级医院的药品收入要高于其他医院，而一级医院因不具备以上的优势，患者群体少，又多治疗一般疾病和日常护理保健，用药量小于大医院，药品收入也低于大医院的药品收入，不足 40%。

五、公立医院的固定资产配置

固定资产的投入和更新是医院持续运作的基础。医院的固定资产按性质划分，可以分为五类，分别是房屋及建筑物、专业医疗设备、一般设备、图书和其他固定资产。其中，医院床位和万元以上设备这两种固定资产最为重要，直接决定着医院服务提供能力的高低。

表1-2报告了2005—2011年我国公立医院的床位数情况。可以看出，我国公立医院的床位数有较大幅度的增长。2005年，公立医院有床位2,300,910张，占全国医院床位总数的94.1%，2011年，公立医院有床位3,243,658张，占全国医院床位总数的87.5%。与2005年相比，2011年，我国公立医院床位数增加了942,748张，增长了41%。2005年到2011年，公立医院的床位数量不断增加，但占全国医院床位总数的比例呈下降趋势。

表1-2　　　　　　　　　**2005—2011年公立医院床位数**

年份 床位	2005年	2006年	2007年	2008年	2009年	2010年	2011年
医院总床位数（张）	2445012	2560402	2675070	2882862	3120773	3387437	3705118
公立医院床位数（张）	2300910	2368877	2444714	2609636	2792544	3013768	3243658
公立医院床位数比例(%)	94.1	92.5	91.4	90.5	89.5	89	87.5

数据来源：2012年《中国卫生统计年鉴》，协和医科大学出版社。

表1-3列举了2005年和2012年我国公立医院万元以上设备台数。2005年，我国公立医院万元以上设备有1,045,587台，占医院设备总量的83%。2011年，公立医院的设备增加到1,417,931台，占医院设备总量的60%。2005年，公立医院的设备中，50万元以

下、50 万 ~ 99 万、100 万及以上三种不同价格级别的设备分别占医院设备总量的 94.2%、3.7%、2.1%。2011 年，这一比例分别是 94.8%、2.9%、2.3%，公立医院万元以上的设备结构在 2005 年到 2011 年之间没有明显变化。公立医院的设备总量从 2005 年到 2011 年增加了 372344 台，增长了 35.6%。其中，涨幅最大的是 50 万元以下的设备，增长了 36.4%。

表 1-3　　**2005 年和 2011 年公立医院万元以上设备台数**

年份	设备台数	万元以上设备台数			
		合计	50 万元以下	50 万 ~ 99 万元	100 万元及以上
2005 年	医院	1259743	1186788	46308	26647
	公立医院	1045587	985034	38436	22117
2011 年	医院	2363219	2239175	68905	55139
	公立医院	1417931	1343505	41343	33083

数据来源：2012 年《中国卫生统计年鉴》，协和医科大学出版社。

为了实现医疗资源的均衡配置，提高医疗设备的利用率，政府对医疗设备，尤其是大型医疗设备的配置和更新，制定了严格的审批和购置程序。2004 年 12 月，卫生部、国家发改委、财政部联合发布了《大型医用设备配置与使用管理办法》（以下简称《管理办法》），《管理办法》规定了大型医疗设备配置、更新的详细程序。医疗机构根据卫生部、国家发改委编制公布的大型医疗设备规划，向省级卫生行政部门提交设备配置或更新申请，省卫生部门初审后交由卫生部专家论证审批，审批通过后卫生部将批复下达省级卫生行政部门，由省级卫生部门转交给医疗机构。医疗机构在持有卫生部印制、省级卫生行政部门颁发的大型医用设备配置许可证的情况下，方可在市场上购买新设备。

六、公立医院的监管体系

由于医疗服务领域高度的不确定性、信息不对称和复杂性，医疗服务市场存在严重的市场失灵。监管体系对于纠正市场失灵，保护患者权益十分重要。我国公立医院的监管体系主要包括三个方面：一是政府主管部门的监管；二是行业协会的监管；三是社会（包括公众、新闻媒体）的监管。

1. 卫生行政主管部门监管

公立医院的行政监管部门包括卫生部门、医保部门、财政部门、物价部门、药监部门等。监管内容包括市场准入、医疗费用、价格监管、质量监管、市场行为监管、补贴监管等方面。现有的监管体系存在以下问题：第一，多部门参与，多头管理，缺乏有效的协同机制；第二，由于卫生部门和公立医院天然存在的"父子关系"，使得监管往往不可置信，效果较差；第三，存在"管制俘虏"问题。公立医院为了逃避监管，利用各种手段"俘获"监管部门，以实现自身利益的最大化；第四，医疗领域存在的高度不确定性、信息不对称和复杂性决定了行政部门的监管是不可能有效的，并且监管成本较高。

2. 行业协会监管

与卫生行政主管部门的监管相比，行业协会的监管具有一定的优势。主要表现在两个方面，第一，行业协会作为医院自发成立的社会组织，为了维护协会的长远利益，有动力去规范医院的行为；第二，行业协会作为独立的专业机构，与医院的信息不对称程度较小，监管的成本较低。

从国际经验来看，在美国、英国等西方发达国家，行业协会监管已成为医疗服务市场的主要监管力量。如美国医生协会、美国医院协会等专业性的行业协会，对医生和医院制定了非常详细的行为

28

规范。目前，我国医疗市场中行业协会的监管作用还没有充分发挥出来。其中一个重要原因是，我国的行业协会是政府部门的附属物，并不是真正意义的社会组织。要真正发挥行业协会的监管作用，必须解除行业协会和政府部门之间的附属关系，使行业协会真正成为独立的社会组织。

3. 社会监管

社会的监管包括公众、新闻媒体以及消费者权益维护组织等。社会力量作为第三方，其监管能力的大小直接决定着医疗服务费用和质量的高低。

公立医院绩效最直接的体现就是消费者的满意度。由于信息不对称，消费者在医疗服务消费中处于从属和弱势地位，其权益难以得到有效保障。基于此，可以把消费者对医疗服务的评价纳入医院的监督体系，定期公布医院服务质量排名。此外，消费者申诉和维权体系对于保护消费者的利益也十分重要。

鉴于消费者在医疗服务中的弱势地位，单个消费者的监管作用非常有限。应该把消费者权益维护组织纳入到公立医院的监管体系中，由社会组织把消费者组织起来，形成更专业、更有效的社会监管力量。

七、公立医院的外部市场环境

1. 公立医院处于垄断地位，缺乏竞争

公立医院在我国医疗服务市场中处于绝对垄断地位。数据显示，2011 年，我国有公立医院13,180家、床位有3,243,658张、共有卫生技术人员3,285,989人，分别占全国医院数、床位数和医院卫生技术人员数的 60%、87.5%和72.6%；公立医院提供门诊服务2,052,544,000人次，住院服务97,075,000人，占全国医院门诊人次和住院人数的90.9%及90.3%；公立医院万元以上设备占全国

医院设备总量的 60%，病床使用率高达 92%。可见，无论是在医院总量、床位数、卫生技术人员数、医疗设备数量上，还是在门诊服务、住院服务、病床使用率上，公立医院在我国医疗卫生体系中都处于绝对垄断地位。

2. 政府对医疗服务价格的严格管制

我国公立医院的药品价格、医疗服务价格、医用材料价格都受到政府的严格管制，医院没有自主定价权。2012 年 9 月，国家发展改革委、卫生部、人力资源社会保障部联合发布了《关于推进县级公立医院医药价格改革工作的通知》（以下简称为《改革通知》），《改革通知》对于公立医院的药品加成政策和加成比例、医疗服务价格和定价方式都提出相关要求，以实现和强化政府监管医药价格、控制医药费用的目标。

国家发展改革委、卫生部、国家中医药管理局于 2012 年联合制定了《全国医疗服务价格项目规范》（以下简称为《规范》），《规范》将医疗服务项目分为综合、诊断、治疗、康复、辅助和中医六大类。医疗服务项目的分类是政府管制医疗服务价格的基础。2012 年的《改革通知》要求各地在综合考虑经济发展水平、群众承受能力和基本医疗保障承受能力等因素的基础上，切实提高体现医务人员技术劳务价值的诊疗、手术、护理以及中医特色服务等医疗服务项目价格，对确实偏低的床位费可作适当调整。在限定服务价格的同时，改革医疗服务以项目为主的定价方式，开展按病种、按服务单元收费制度，建立多种收费方式互补的医疗服务收费价格体系。

在政府对价格严格管制的制度下，由于医院没有定价自主权，市场很难通过价格信号来自动调整医疗服务的供需，这也是造成"看病难、看病贵"的一个重要原因。

3. "管办不分"的管理体制

在多年医疗卫生体制改革的推动下，我国公立医院的管理体制仍未完全摆脱计划经济的束缚，政府卫生管理部门社会管理职能与国有资产运营职能不分，政府卫生管理部门直接管理医疗机构，造成了我国公立医院"政事不分"、"管办不分"的现状（张琳，2007）。公立医院的"管办不分"具体表现为医院缺乏独立的财产权、人事权、分配权和自主经营权，政府部门对医院实行行业监管的同时，还进行严格的运行监管。政府部门掌握了公立医院的重大人事决策、重大投资决策和重大项目发展决策权，几乎掌握了医院发展和经营的命脉，但是政府中并没有任何成员对医院具体的运行结果负责（赵棣，2011）。

卫生部、中央编办、国家发展改革委、财政部和人力资源社会保障部于2010年2月11日发布了《关于公立医院改革试点的指导意见》（以下简称为《指导意见》），《指导意见》提出："按照医疗服务监管职能与医疗机构举办职能分开的原则，推进政府卫生及其他部门、国有企事业单位所属医院的属地化管理，逐步实现公立医院统一管理。"《指导意见》指明了我国公立医院管理体制改革的重点在于区分政府部门对公立医院的行业监管和运行管理（蔡江南，2011）。只有这样才能实现我国医疗行业的"管办分离"。

"管办分离"的实质在于明确政府在医疗行业所扮演的角色。政府应是医疗行业的监管者，而不是控制者，主要监管医疗服务市场的准入和医疗服务质量的控制，还包括对药品质量和价格的监管（赵棣，2011）。在公立医院走向市场化管理的道路上，政府在市场上应承担有限责任而不是全部责任。政府的有限责任具体表现为合理有效的配置医疗资源、承办社会医疗保险，以及当好付费者、监管市场准入和服务质量、保障公共卫生服务的提供。只有政府扮演好了自己的角色，公立医院才能实现真正意义上的市场化管理，中国的医疗卫生事业才能走上阳关大道（顾昕，2008）。

4. 居民医疗服务需求快速增加

根据美国卫生经济学家 Joseph Newhouse(1992)的研究,医疗服务需求增加主要有五个影响因素:第一,居民收入水平的提升。医疗服务是一种正常品,居民收入水平提升会导致对医疗服务需求增加;第二,医疗保险制度的完善。医疗保险制度安排降低了患者的实际支付价格,进而增加其对医疗服务的需求;第三,人口老龄化。老年人是慢性病的高发人群,其对医疗服务需求也相对较高;第四,医疗技术进步进一步刺激了居民对医疗服务的需求;第五,医生的诱导需求。

就中国而言,这五个因素都不同程度的存在,导致居民医疗服务需求增加和医疗费用的上涨。第一,从收入水平上看,中国人均 GDP 水平已经接近中等发达国家水平。2011 年我国农村居民人均纯收入6,977元,城镇居民人均可支配收入21,810元。随着国民经济的发展和人民收入水平的不断提高,居民对医疗服务这种正常品的消费量也随之提高。第二,从医疗保险制度的安排来看,目前我国已经建立了城镇职工基本医疗保险、城镇居民基本医疗保险和新型农村合作医疗,基本实现全民医保覆盖。由于医疗保险降低了消费者对医疗服务的自付价格,导致对医疗服务需求的增加。第三,人口老龄化程度。全国老龄委发布的数据显示,2013 年我国老年人口数量已达 2.02 亿,人口老龄化水平达到 14.9%。2020 年,我国老年人口数量将达到2.6亿。老年人口数量的增加必将导致对医疗服务需求的增加。第四,在医疗技术水平方面,中国已成为高精尖医疗设备的主要消费国。第五,医生的诱导需求。这是导致我国医疗费用快速上涨的最重要的因素。相关研究指出:中国医生诱导需求或者说过度服务量很可能占到卫生总费用的 20% 以上。而卫生部门有人认为,中国医生诱导需求的医疗服务可能高达总量的 60%(国务院发展研究中心课题组,2005)。

5. 公立医院支付方式从后付制向预付制转变

支付方式是公立医院改革的中心环节。支付制度的合理性直接决定了医疗保险制度的效果，合理的支付方式不仅有利于控制医疗费用、提高服务效率，还能推动医疗保险、医疗机构和药品生产流通三项改革(钱海波、黄文龙，2007)。医疗保险费用支付方式主要有预付制和后付制两种。预付制又分为按总额付费、按人头付费和按病种付费，后付制又分为按项目付费和按住院日付费。

按项目付费是社会医疗保险机构对我国公立医院的典型支付方式。在这种支付方式下，医疗保险机构根据医院报送的病人接受的服务项目及其收费标准的明细账目支付医院费用。这种支付方式虽然可以提供较高质量的医疗服务，但也带来了医疗费用快速上涨等不利后果。

近年来，我国一些地区尝试进行医院支付方式改革并取得了不错的效果。如上海从 2001 年在全市精神病专科防治机构全面启动住院费用按床日结算。自 2004 年起，城镇职工医保患者在二、三级医院住院中试行部分病种按病种付费工作，现已达到 17 个病种。从实施效果来看，预付制有效控制了医疗费用增速，确保了职工医保基金总体收支平衡。至 2010 年年底，医疗费用平均增速为 11.7%，与上海市同期 GDP 的平均增速基本保持平衡，职工医保基金累计结余超过 200 亿元(张超等，2011)。

第三节　我国公立医院面临的现实困境

一、市场化与政府管制的双重矛盾

改革开放以来，政府一直尝试采取"市场化"的改革模式，却没有取得实质性的突破。究其原因，在于政府一方面推行市场化改革，另一方面又对医院的人员配置、资金补助、设备采购、基础建设等方面实行严格的管控。总之，我国公立医院形式上进行了产权制度改革，实质上却还是按照计划经济模式运行。

1. 虚化的产权改革

1979 年《关于加强医院经济管理试点工作意见的通知》发布，政府开始参照国有企业改革的模式对公立医院进行产权改革。时至今日，除了部分省市、地区（如浙江省、江苏宿迁市等）积极响应之外，大部分省市仍在观望之中，迟迟没有推进改革进程。事实上，政府一开始推行产权改革的目的就是"甩包袱"、缓解财政负担，而不是进行所有权实质改革。这就决定了公立医院产权改革注定只是虚幻化的。

产权制度决定了公立医院的运行模式。对公立医院进行产权改革，意味着公立医院在遵循董事会章程的前提下进行日常运作，他们拥有全方位、充足的自主权，如人事聘用、员工的薪酬体系、医院的管理、医院的发展模式等等，政府只需要扮演监督者角色。然而，我国公立医院的实际运行情况并非如此。政府不仅扮演医院的监督者角色，更是扮演操纵者、管控者角色，表现出前者缺位、后者严重越位的现象，政事不分、官办不分。例如，公立医院的高层管理人员需要由上级党委或者政府主管部门任命；重大业务决策需要经由上级党委或者政府部门批准；医院没有自由聘用、解雇编制内员工的权利；员工薪酬采取职务等级制形式等。产权制度本可以决定公立医院是"由谁说了算"。而目前，我国公立医院的所有重大人事决策、发展战略决策、重大项目决策等关系医院发展的重大决策权力统归政府，而不是公立医院自身。因此，公立医院的管理、经营、发展命脉实质上掌握在政府手中而不是医院，公立医院的产权改革只是名义上、虚化的改革（赵棣，2011）。

2. 市场化的资金来源

大多数人认为，公立医院是由政府举办的，属于非营利性医疗机构，不以利润最大化为目的。其实，营利性与非营利性的区别不在于它们是否盈利，而在与它们的利润是否分配。对于非营利性机构而言，赚得的利润不能用于医院内部员工再分配，即不能用于发放奖金、分红，只能用于医院的再发展。从这个意义上来讲，"市场化"改革路径使得公立医院的属性越来越模糊，公立医院戴着非营利性的帽子，却表现出营利性的行为。其中一个重要原因是，自公立医院改革以来，政府不断扩大医院筹资渠道，以达到减少政府补助、减轻财政负担的目的。

自改革开放以来，政府不断尝试运用市场化的方法解决公立医院问题，不断增加医院创收的机会，以此激励医院及其职工。因此，在医护人员的工资体系中，法定的职务等级工资只是一小部分，各种"奖金"占据绝对份额。而"奖金"的多少与医院的医疗服务收入、医院的总收入密切挂钩。因此，几乎全部的公立医院都是营利性医院。当然，这种观点也许过于绝对，但反映了我国"市场化"改革路径的缺陷。自改革开始，仅试图通过市场化方法解决政府财政负担，因此在没有改变医院内部运行机制的前提下，不断扩大医院创收机会，拓宽医院资金来源渠道，就使得公立医院陷入市场化经济融资渠道与计划经济管理模式的双重困境，使得公立医院非营利性属性逐渐淡化。

3. 不合理的定价机制

如前所述，公立医院的资金主要来源于医疗服务收费、药品收入，而医疗服务收费主要包括医护人员劳动费、设备检查费等。其中，医护人员的劳务费主要通过医护人员法定工资体现，而这部分工资是采取等级职务制固定薪酬制度。

表1-4显示，2011年，业务收入占公立医院总收入的91%左

右。业务收入主要由医疗收入(检查收入、治疗收入等)和药品收入组成,药品收入占业务总收入的45%左右,检查收入占业务总收入的11%左右。

表1-4　　　　　**2011年我国公立医院收入结构**　　　(单位:万元)

收入结构	总收入	补助收入	业务收入	药品收入	检查收入
收入额	116406547	10750808	105655739	47152180	11866799

数据来源:2012年《中国卫生统计年鉴》,协和医科大学出版社。

由此可见,我国公立医院收入中,药品是医院最为赚钱的业务,其次是各种设备的检查(尤其是高端医疗设备)。与此相比,医护人员劳动费占医院收入的比例很小。而成为一名医护人员需要付出很高的成本,从其成本收益比来看,医护人员的劳动价值没有得到充分体现。

在我国,公立医院各种定价需要接受政府、物价局的严格管控,即基本采取政府定价方式。然而,政府定价存在严重的信息不对称问题,既缺乏医疗领域专业知识背景又缺乏做出合理定价决策的能力。因此,政府定价机制会产生严重问题。一方面,对医护人员的劳动价值定价过低;另一方面,试图通过允许药品加价提成将"暗扣"变为"明扣",却导致药价虚高。这种不合理的定价机制是当前"看病难、看病贵"问题的重要原因之一。

二、医疗资源配置失衡

1. 人才配置不合理

公立医院人才配置方面的失衡主要表现在不同医院之间人才实际配置与医疗服务需求之间的匹配失衡以及不同层级、区域医院以及不同医疗领域之间人才流向的失衡。前者的原因在于政府管控公立医院的"进人"渠道,后者的原因则是我国对医生的特殊培养方式。

(1)政府的人事管控。

公立医院的人员主要有编制内人员和编制外人员,其中编制内人员又分为事业编制与人事代理编制。对于事业编制人员而言,基本上是都是通过政府组织安排的统一考试、统一录取,然后由政府进行统一分配。因此,在医院的实际需求与政府分配之间、新进医护人员的期望与实际安排之间存在巨大差距,进而造成不同公立医院之间人才匹配的失衡。这种失衡导致的结果就是:医院会引进不符合它们需求的人员、医护人员会被安排在不能发挥专长的岗位。而事业编内人员一旦被录用,医院不能随便解雇他们,他们也不能随意"跳槽"。僵化的人事管理制度严重影响了医生的工作积极性和医院的竞争力。

(2)人才培养方式。

在我国,医学生从中专生到研究生共有 4 个学历层次,其中以本科医学生为主要力量。本科医学生经过 5 年医学教育之后,会选择某家医院开始行医。进入医院之后,随即开始 5 年的住院医师培养阶段,5 年之后便升级为主治医师,再过 5 年,表现优秀的可以晋升为副主任医师(罗力,2010)。在这个漫长的培养过程中,我国医生的培养模式体现出两大特点:

第一,医院自行承担培养责任。发达国家的医学生毕业后不能直接进入医院行医,需要经过住院医师培训,合格后才能正式行医。在我国,医学生毕业后可以直接进入某家医院行医,只有成为某家医院的职工之后,才拥有了参加住院医师培训的资格。由此可见,我国医学毕业生的培养责任由单位自行承担,而不是国家统一承担。然而,不同区域、不同层级医院在培养能力、机会、效果等之间存在巨大差异。一般而言,大城市、大医院培养能力远远高于小城市、小医院,这会促使医学生毕业后竞相涌入大城市、大医院。经过一轮轮竞争淘汰，优秀的毕业生进入大医院、略逊一筹的毕业生进入小医院，呈现出不同区域、不同层级医院之间人才流向的失衡。

第二，过分强调专科化培养。一般而言，医学生培养需要经过两个阶段，第一阶段是基础技能学习，第二阶段是分科培养。在国外大多数国家，进入分科阶段，医学生会面临两种选择，即全科还是专科。选择全科的医学生会进入社区开始培养，选择专科的医学生会留在医院特定专科进行培养，在选科的时候就基本决定了医学生毕业后的流向。这种安排可以保证基层社区全科医生的需求得到满足。而在我国，进入分科培养阶段后，只有不同专科之间的选择，而几乎没有全科与专科的选择。这种培养方式不仅使得不同医疗领域之间医生配置的失衡，也造成了基层医院全科医生短缺问题，进而使得基层医院分流患者的作用无法实现，患者涌入大医院，"看病难"问题由此产生。

2. 政府资金补助缺乏标准

政府对公立医院资金补助的失衡主要表现为缺乏补助与过度补助同时存在。具体表现在两个方面，其一是不同医院获得补助数量的失衡，其二是政府对公立医院的总体补助额度逐年降低，而前者尤为严重。

我国公立医院的资金来源于政府补助、医疗服务收费以及药品收入。其中，政府补助主要包括财政补助和医院隶属的上级部门补助。我国公立医院的隶属关系比较复杂，有的隶属于中央部委，有的隶属于地方政府，有的隶属于医学院，有的同时隶属于医学院和地方政府。错综复杂的隶属关系，意味着公立医院上级主管部门不同（层级不同或者部门不同），由此造成公立医院获得的财政投入来源便不同。

表1-5、表1-6举了2011年我国公立医院获取的补助情况。从

不同等级医院获得政府补助的比例来看，无论是补助总额还是分项补助，二级、三级医院获得绝大多数补助。从分项补助来看，三级医院、二级医院和一级医院绝大多数收入都来自于财政补助，分别是 93.59%、95.92% 和 79.71%。从上级补助在不同医院之间绝对额分配情况来看，二级医院获得的上级补助额是一级医院的三倍之多。从上级补助占医院收入相对数来看，一级医院均高于二级、三级医院。由此可见，与二级、三级医院相比，一级医院不仅缺乏财政补助，也同时缺乏上级补助。

表 1-5　　　　　**2011 年不同等级公立医院收入**　　　（单位：万元）

收入类别	公立医院总收入	三级医院收入	二级医院收入	一级医院收入
总收入	116406547	66226295	43686329	2415695
总补助收入	10750808	4920810	4601582	421764
财政补助收入	10104993	4720258	4306691	336174
上级补助收入	645815	200552	294891	85590

数据来源：2012 年《中国卫生统计年鉴》，协和医科大学出版社。

表 1-6　　　　　**2011 年不同等级公立医院收入比例**　　　　（%）

指标类别	三级医院	二级医院	一级医院
财政补助占该级医院收入的比例	95.92	93.59	79.71
上级补助占该级医院收入的比例	4.08	6.41	20.29
占补助总额的比例	45.77	42.80	3.92
占财政补助总额比例	46.71	42.62	3.33
占上级补助总额比例	31.05	45.66	13.25

数据来源：2012 年《中国卫生统计年鉴》，协和医科大学出版社。

从上表还可以发现，公立医院得到投入的多少主要取决于上级部门的财力状况，不能从上级主管部门获得足够补贴的公立医院只能依靠自身力量解决资金问题。而医疗领域是专业强、技术高、投入成本多的领域，资金困难则带来高端设备短缺问题；此外，医院的"待遇"不好也难以吸引高端人才。设备差、医生技术水平不高带来患者就诊率低，医院收入随即降低，结果形成恶性循环。资金补助失衡将公立医院推入不公平的竞争环境之中(赵棣，2011)。

三、"看病难、看病贵"问题未得到有效解决

虽然解决"看病难、看病贵"问题是新一轮公立医院改革的方向，国家为此出台了一系列政策。然而时至今日，这一问题不但没有得到有效解决，反而有愈演愈烈之势。数据显示，我国个人卫生支出占卫生总费用的比重由 2008 年的 40.4% 下降到 2012 年的 34.4%，但从实际支出金额看，个人卫生支出的金额从 2008 年的 5875.86 亿元上升到 2012 年的 9654.55 亿元，增加了 3778.69 亿元，较 2008 年上涨了 64.31%。与此同时，卫生总费用从 2008 年的 14535.4 亿元上升到 2012 年的 27826.84 亿元，增加了 13291.44 亿元，较 2008 年上涨了 91.44%。可见，虽然个人相对卫生支出逐年下降，但个人绝对卫生支出却在逐年上涨。个人相对卫生支出的下降，不是源于个人绝对卫生支出的下降，而是源于个人绝对卫生支出的涨幅低于政府绝对卫生支出的涨幅和社会绝对卫生支出的涨幅。政府财政投入并未减轻个人负担(李唐宁、方烨，2014)。

1. 看病贵

表 1-7 列举了急性阑尾炎和急性白血病两种疾病出院者人均医疗费用比较。可以看出，从 2009 年到 2011 年，各级公立医院人均医药费用均呈现较大增幅。如急性阑尾炎，除了县属医院，其他四级医院费用增幅均超过 20%；急性白血病，除了省属医院，其他四级医院费用增幅均超过 26%。

表 1-7 两种疾病出院者人均医药费用比较

疾病名称	年份	出院者人均医药费(元)				
		中央属	省属	地级市属	县级市属	县属
急性白血病	2009 年	13567.60	14201.14	10508.62	8442.42	5147.13
	2011 年	17127.20	15668.30	13324.50	10667.80	6533.20
	增幅	26.24%	10.33%	26.80%	26.36%	26.93%
急性阑尾炎	2009 年	7033.07	5917.37	4643.00	3821.21	3169.41
	2011 年	8471.90	7409.80	5811.30	4660.50	3767.60
	增幅	20.46%	25.22%	25.16%	21.96%	18.87%

数据来源：2012 年《中国卫生统计年鉴》，协和医科大学出版社。

从表 1-8 来看，2007—2011 年期间，公立医院门诊和出院病人人均医药费用年均增长 10% 以上，其中检查和药费增速几乎与总医药费用增速同步。因此，不管是从某个特例来看，还是从全国数据来看，医疗服务费用的增长速度远远超过社会经济发展速度，"看病贵"问题依然存在。

表 1-8 **2007—2011 年公立医院门诊和出院病人人均医药费用**(单位：元)

年 份	门诊病人			出院病人			
	人次医药费	药费	检查治疗费	人均医药费	药费	检查治疗	手术费
2007 年	125	64.2	37.5	4834.5	2069.6	1208.0	477.8
2008 年	138.8	72.3	41.1	5363.3	2349.1	1342.9	499
2009 年	152.5	80	44.5	5856.2	2573.0	1482.9	510.3
2010 年	167.3	87.4	49.3	6415.9	2784.3	1664.5	533.4
2011 年	180.2	92.8	53.5	6909.9	2903.7	1841.7	546.3
增幅	11.04%	11.14%	10.67%	10.73%	10.08%	13.11%	3.58%

数据来源：2012 年《中国卫生统计年鉴》，协和医科大学出版社。

2. 看病难

从患者角度看，"看病难"主要表现在排队和等待时间长。以湖北省《楚天金报》在武汉市五大医院的调查结果为例，选取指标包括看病花费总时间、挂号花费的时间、接受医生治疗时间和等待时间等。被调查者是来自湖北、河南的5位患者。

表1-9   患者医院就医的时间

医院	病症	花费总时间	挂号时间	治疗时间	等待时间
协和医院	咳嗽、呕吐	4小时32分	30分钟	27分钟	3.5小时
同济医院	消化不良、咳嗽	4小时	10分钟	20分钟	3.5小时
广州军区武汉总医院	头晕耳鸣	4小时3分	1小时	7分钟	约3小时
中南医院	左下腹疼痛	2小时23分	10分钟	13分钟	2小时
武汉大学人民医院	腿脚肿胀	1小时40分	20分钟	10分钟	1.5小时

数据来源：根据荆楚网资料整理而来，http://news.cnhubei.com/ctjb/ctjbsgk/ctjb05/201205/t2077194.shtml，2012-5-23.

从5位患者的调查来看，看病总花费时间均较长，其中三位超过4小时；挂号时间大部分在30分钟以内；治疗时间都不超过30分钟，等待时间大部分在2小时以上。由此可见，一次普通的门诊需要花费患者半天时间，其中绝大多数时间都花费在排队、等待上。其中还有一位患者因为医院床位已满，而不得已放弃住院。

另外，从医生每天平均负担的患者人数来看，"看病难"形成的制度原因则是基层医院没有充分发挥分流的作用。由表1-10可以看出，医生日均负担诊疗人次和住院床日都呈现较大的增长趋势，其中日均负担住院床日增长远远超过诊疗人次。从五级医院医生负担来看，级别越高、医生负担越重，其中部属医院医生日均负担最重。这主要是由于基层医院分流作用有限，患者无论大病、小病都涌入大城市、大医院，看病难问题在大城市和大医院尤其突出。

表 1-10　　**2009—2011 年医院医师日均担负诊疗人次和住院床日**

年份	医师日均担负诊疗人次						医师日均担负住院床日					
	合计	部(管)属	省属	地级市属	县级市属	县属	合计	部(管)属	省属	地级市属	县级市属	县属
2009 年	6.69	9.12	7.34	6.82	7.10	5.58	2.26	2.36	2.48	2.38	1.96	2.24
2010 年	6.8	9.8	7.4	7	6.9	5.6	2.4	2.5	2.5	2.5	2.1	2.4
2011 年	7.2	10	7.9	7.3	7.5	6.1	2.5	2.5	2.6	2.6	2.3	2.6
年均增幅（%）	3.82	4.83	3.81	3.54	2.81	4.70	5.29	2.90	2.51	4.62	8.60	7.94

数据来源：2010/2011/2012 年《中国卫生统计年鉴》，协和医科大学出版社。

四、医患关系持续恶化

随着公立医院"市场化"改革的推进，医院收费项目不断增多，医生大处方、大检查单不断出现，红包、回扣成为众矢之的，医患关系不断恶化。具体表现在三个方面：患者与医生之间的信任度不断降低、伤医事件时常发生以及"职业医闹"的出现。

1. 医患信任度降低

医疗领域具有较强的专业性，患者没有相应的专业知识背景，在医患关系中处于绝对的信息弱势。近年来，"天价药方"事件、"八毛门"事件屡屡曝光，一系列医疗领域的丑闻事件摧毁了患者对医生的信任。许多患者选择先后到协和、同济、解放军医院等多家大型医院就诊，将几家医院的处方进行对比后，才能放心选择其中"较信任"的处方进行治疗。据一项华东地区 30 家医院医患关系的调查结果显示，只有 10% 的患者选择信任医生（陈谊军，2013）。

与此同时，由于医疗事故"举证倒置"原则的存在，医生在治疗过程中一般采取两种措施，其一选择防卫性治疗，大检查单现象随即出现；其二家属签字。2011 年广州"录音门"事件深刻地揭露了医患双方存在着信任度双重丧失的严重问题。在诊疗过程中，患者家属句句录音，表现出患者对医生的极不信任；医生步步要求患者家属签字，既是一种撇清责任的行为，也是对患者不信任的表现。然而，医患双方的"暗战"皆因信任度丧失引起，最终造成"患者不敢随意就医、医生不敢大胆行医"的悲剧。

2. 伤医事件时有发生

2013 年 11 月浙江温岭伤医事件之后十天内，上海、广州、南昌等地陆续发生 6 起伤医事件。近年来，从言语暴力到恶性伤人，医患冲突呈现不断升级的态势。据不完全统计，中国每年被殴打受伤的医务人员已超过 1 万人。究竟是什么原因造就了如此紧张的医患关系？是医生的医德沦丧还是患者的蛮横无理？社会转轨带来许多未解决的社会矛盾；患者缺乏医疗专业知识，对医生可能产生误解等等，这些都是诱发医患冲突的原因。

然而，根本原因在于制度缺乏，一方面欠账的制度改革，使得医生成为替罪羊。"看病难、看病贵"问题依然严重，"以药养医"等制度没有破解，制度的软弱让医生成为了矛盾的焦点。另一方面，制度缺位，医生承担过多的职责。医疗服务应该由诊疗、帮助和安慰服务三项内容组成，医院医生主要负责承担诊疗服务。而由于后两项服务的短缺，患者便希望由医生提供，医生有限的精力与患者无限的需求出现断层，这也是医患关系日益恶化的主要原因之一。

3. 医闹职业化

"职业医闹"的出现也反映了医患关系日益紧张的局面。中国医师协会和部分地方医师协会于 2006 年 10 月在北京、山东、湖南、甘肃、大连、沈阳、武汉等地区，对 350 所医院进行的调查显示：2004 年度、2005 年度、2006 年度被调查医院"医闹"行为的发生率分别为 89.58%、93.75%、97.92%；平均每家医院发生"医闹"的次数分别是 10.48 次、15.06 次、15.31 次；平均每家医院的直接经济损失分别为 20.58 万元、22.27 万元、20.18 万元（王淑军，2007）。

解决医疗纠纷一般有三种正当程序，即双方协商、医疗鉴定、司法诉讼。然而，后两种途径面临程序繁琐、耗时费力、举证非常困难等问题。而且，解决医疗纠纷一般会首先进行医疗鉴定。然而，政府、鉴定机构、医院的"父子关系"、"兄弟关系"无疑加剧了家属对鉴定以及司法结果的不信任。另外，由于医院及医生强硬的态度，使得协商路径也行不通。在某种程度上，"小闹小解决、大闹大解决、不闹不解决"已经成为解决医疗纠纷的潜规则。合法途径闭塞、医患双方不信任、患者家属的潜在需求为职业医闹的产生提供了土壤。

本 章 小 结

本章回顾和梳理了我国公立医院的历史沿革、运行现状和面临的问题。我国公立医院的历史沿革经历了三个阶段：计划经济时期、经济转轨时期和市场经济时期。在计划经济时期，公立医院是事业单位，受到政府的严格管制，无经营自主权，亏损严重，效率低下。在经济转轨时期，政府虽然放松了对公立管理的严格控制，给予公立医院一定经营自主权,但由于政府与公立医院的父子关系仍未从根本上破除,公立医院运行效率仍然低下。在市场经济时期,"看病难、看病贵"问题日益突出,公立医院成为医改的中心环节。虽然国家出台了一系列政策文件,但公立医院改革仍然止步不前,"看病难、看病贵"问题未能从根本上解决。

公立医院的运行现状包括内部运行机制和外部运行环境。从内部运行机制来看,公立医院管理层的行政任命、僵化的人事管理体制、以药养医的补偿体制以及政府和医院形成虚设的监管关系是影响公立医院高效运行的重要因素。从外部运行环境看,公立医院的供给主导地位、政府严格的价格控制和居民医疗服务需求的增加是造成医院效率低下的外部原因。

当前我国公立医院存在着市场化与政府管制的双重矛盾、医疗资源配置严重失衡、看病难、看病贵问题未得到有效解决以及医患关系持续恶化等问题,亟待在公立医院改革中加以解决。

第二章 公立医院绩效评估的
理论基础

公立医院是指政府或国有企事业单位举办、实现特定目标的非营利性医院。公立医院是一个国家医疗卫生体系的重要组成部分。公立医院至少部分地承担着公共部门的角色，提供最基本的卫生服务，确保医疗卫生服务的公平性和可及性。由于公立医院的部分资金来源于财政补贴，因此有必要对其进行绩效评估，以实现资源的合理配置，提高运行效率。本章主要介绍公立医院绩效评估的理论基础，包括：公共部门绩效评估理论、公立医院的产生及行为理论、结构—行为—绩效理论以及内部治理结构理论。

第一节　公共部门绩效评估理论

一、公共部门绩效评估的产生背景

绩效评估最早始于 20 世纪 50 年代美国的绩效预算制度。伴随着政府部门官僚制的僵化、教条、腐败、低效、无能，为了应付政府日益增长的财政赤字和信任危机，英、美等西方发达国家率先开展新公共管理运动，在公共部门引入市场竞争机制，以提高公共管理水平及公共服务质量。新公共管理运动追求四 E(Economy，Efficiency，Effectiveness and Equity，即经济、效率、效果和公平)，而绩效评估是新公共管理运动的核心内容。

绩效评估在美国政府的公共决策中得到了广泛的应用。1902年，美国陆军工程兵部队运用绩效评估的方法对水灾和其他水利系统工程进行了评估。1965 年，美国老年医疗保险计划和穷人医疗救助计划的实施，卫生经济学家开始重视医疗保险制度的实施绩效。1973 年，为了使公共部门绩效评估系统化、规范化，尼克松政府颁布了《联邦政府生产率测定方案》。从 1981 年开始，联邦政府所有的规章制度都必须经过绩效评估。1993 年美国公共部门绩效评估发生了根本性的突破，政府专门成立了由副总统戈尔领导的国家绩效审查委员会（NPR）来提高运行效率；1997 年 2 月，NPR 召开首次政府间基准比较研讨会，成立了跨国绩效评估研究小组。美国绩效评估运动与其他方面的改革措施相结合，推动了政府再造运动的不断发展。

在英国，1979 年首相撒切尔夫人上台后，开展了一场大规模的绩效评估运动。在这次改革过程中，撒切尔夫人提出了"经济行政"的指导思想和"成本效益"的指导原则，在公共部门中引进了企业评估机制。撒切尔上台后任命雷纳爵士担任她的效率顾问，组建了效率小组，开始了著名的"雷纳评审"，对公共部门进行绩效评估。绩效评估首先在公立医院开始，不仅包括账面审查，还包括医院床位利用率、医生的服务态度等方面。通过各项评估，雷纳评审小组提出了许多切实可行的改进措施和建议。从 1979 年到 1985 年的 6 年间，雷纳评审小组共进行了 266 项调查，共支出了 500 万英磅，而它所带来的直接经济效益，估计高达 9.5 亿英磅（严辉文，2005）。

由此可见，绩效评估已经成为西方重要发达国家进行公共管理、提高公共部门运行效率的一种手段。对中国而言，公共部门绩效评估的起步较晚，并且公立医院的绩效评估仍是空白领域。传统的管理体制导致医院效率低下、资源严重浪费，为了解决这些问题，提高公立医院的运行效率和服务质量，非常有必要对公立医院进行绩效评估。

二、公共部门绩效评估的内容

公共部门绩效评估的内容主要包括业绩、效率、效果和成本。其中业绩主要表现为公共部门为社会经济活动提供服务的数量和质量，效率反映的则是从事活动所取得的劳动成果、社会经济效益同所耗费的人力、物力、财力及时间之间的比例关系，效果是指公共部门提供产品的社会满意度，而成本主要指公共部门的管理行为所占有和消耗的资源及程度。

由于我国公立医院部分承担着公共部门的角色，提供最基本的卫生服务，因此其绩效评估可以借鉴公共部门绩效评估的内容。具体来说，包括以下四个方面：一是公立医院的业绩，主要指公立医院提供医疗服务（包括门诊、住院和疾病预防）的数量与质量；二是公立医院的运行效率，包括技术效率和配置效率两个方面。技术效率是指给定各种卫生服务投入要素的条件下实现卫生服务数量的最大化，配置效率是指以卫生服务投入要素的最佳组合来生产出最优的卫生服务数量组合；三是公立医院的效果，是指社会对公立医院提供的医疗服务的满意程度；四是公立医院的成本，指公立医院在提供医疗服务过程中所发生的成本，主要包括医疗设备和药品材料的损耗费用、管理费用以及医务人员的工资、福利费用等。由于医院的成本很难直接观测到，研究者通常采用患者就诊的费用总支出来衡量医院的总成本。

与私营部门绩效评估相比，公共部门绩效评估的指标主要集中在提供公共服务的质量和态度等方面，是多目标的考核，且指标难以量化。对公立医院而言，医生提供的医疗服务质量难以量化，这使得公立医院绩效更加难以评估。

三、公共部门绩效评估的难点

公共部门的管理和运行具有不同于市场组织的特点，由此带来了绩效评估的特殊要求和实际困难。公共部门绩效评估的难点主要表现在四个方面：第一，公共部门的垄断性。这是公共部门最显著的特征，这种特性使得公众很难掌握充分的信息对其绩效进行科学的评判；第二，公共部门目标往往多元化，表述抽象笼统且难以量化为硬性指标；第三，公共部门的产出大多为无形的服务，其产品和服务不进入市场交易体系，价格不能通过市场机制反映出来，这增加了对其进行测量的技术难度；第四，公共部门是由多个功能不同的机构或组织构成的，具有地域、规模等方面的差异，加之公众价值偏好的不同，使得公共管理绩效评估难以标准化。

公立医院绩效评估的难点表现在：第一，公立医院占主导地位，具有垄断优势，政府难以对公立医院制定科学的评价指标；第二，公立医院的目标是社会利益最大化，不仅要注重效率的提高，更要注重卫生服务的公平性。但是这些指标往往比较笼统且难以量化；第三，公立医院医疗服务的价格是政府定价，价格机制不能正常发挥作用，对其进行绩效评估就变得非常困难；第四，公立医院存在地域、规模等方面的差异，绩效评估指标难以统一化、标准化。

第二节　公立医院的产生与行为理论

一、公立医院的产生

关于公立医院产生的理论有两种：一是市场失灵与政府干预理论，二是汉斯曼(Hansmann)提出的契约失灵理论。

1. 市场失灵与政府干预理论

在医疗服务领域，市场失灵广泛存在，而造成市场失灵的原因主要有垄断、公共物品、信息不对称和外部性。医疗服务市场的市场失灵为公立医院的产生提供了理论依据。

(1)垄断。

垄断是造成市场失灵的重要原因。福利经济学第一原理告诉我们，完全竞争市场可以达到帕累托最优状态，即实现社会福利的最大化。完全竞争市场的重要条件之一就是厂商是价格的接受者而非制定者。在垄断市场条件下，厂商是价格的制定者，垄断厂商通过控制产品的生产数量（生产数量低于完全竞争市场条件下厂商的生产数量），进而提高垄断价格，这将会导致社会福利的净损失。

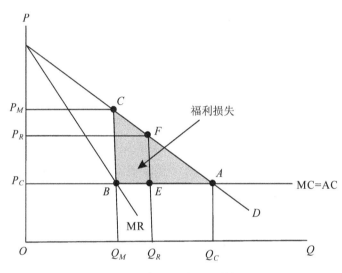

图 2-1　垄断所导致的福利损失

　　从图 2-1 可以看出，在完全竞争市场条件下，由于厂商是价格的接受者，因而边际收益（MR）和需求曲线是重合的。这时，厂商按照 MR=MC 的原则来决定最优的生产数量（Q_C）。这时社会总福利为（PP_CA）的三角形区域面积。在垄断市场条件下，由于厂商是价格的制定者，故边际收益（MR）在需求曲线的下方。这时，垄断厂商按照 MR=MC 的原则来决定最优的生产数量（Q_M）。这时社会总福利为 P_MBP_C 四方形区域面积（垄断利润）加上 PP_MC 三角形区域面积（消费者剩余）。可以看出，在垄断市场条件下，社会总福利减少三角形 ABC 区域的面积，这就是垄断所带来的福利净损失。

从上图还可以看出，政府对垄断商品的价格控制可以在一定程度上减少社会福利的净损失。如果政府把垄断价格从 P_M 降低到 P_R 时，可以看出，社会总福利从原来的 ABC 区域减少到 AEF 区域。尽管如此，价格控制在现实生活中很难真正发挥作用。其原因有二个，第一，政府和垄断厂商之间存在信息不对称，政府监管部门很难发现垄断厂商的真实生产成本，从而没有办法确定价格管制的水平；第二，政府监管部门也是理性人，具有自己的利益，很容易产生"管制俘获"问题，使得监管失效。

现代医学高度的复杂性和专业性对资金、设备和专业人员的要求越来越高，从而形成越来越高的行业壁垒，形成一家或少数几家医院垄断医疗服务市场的局面。由于医疗服务的需求价格弹性较低，消费者的议价能力较弱，处于垄断地位的医院很可能通过较高的价格来获得高额的垄断利润，收入水平较低的患者由于支付能力有限，而不能及时获得医疗服务。这就需要政府干预来解决低收入人群的医疗服务可及性问题。

（2）公共物品。

按照一个是否具有竞争性和排他性的维度来分，市场中的产生可以分为四大类：私人物品（竞争性+排他性）、俱乐部物品（非竞争性+排他性）、公有资源（竞争性+非排他性）、公共物品（非竞争性+非排他性）。公共卫生服务如卫生监督、安全的饮用水、环境卫生、健康教育、医学科研和医学教学等具有非竞争性和非排他性的属性，属于公共物品。有一些卫生服务项目如妇幼保健、计划生育技术服务等，消费者在使用时获得的利益具有一定的外部性，价格不能反映其全部成本或收益，符合准公共物品的特征。基本医疗服务虽然就其性质而言属于私人物品，但由于其有较强的消费正外部性，大多数国家都把基本医疗服务作为公共物品提供给国民。而中高端的医疗服务属于私人物品，完全可以通过市场机制来提供。

在医疗服务市场，市场失灵的领域主要表现在公共卫生服务和一些正外部性较强的医疗服务，需要政府干预加以解决。

（3）信息不对称。

信息不对称是指市场中交易双方由于拥有的信息不一样，拥有信息的一方往往利用其信息优势获得更多的利益，使另一方利益受损。医疗领域的信息不对称大量存在，阿罗（Arrow，1963）早就对此进行了分析。信息不对称通常会带来两大问题：一个是医疗保险市场的逆向选择问题；一个是医疗服务市场的医生道德风险（供方诱导需求）问题。医生的道德风险通常是导致医疗费用上涨的重要因素，因而在医疗领域处于重要地位。通常情况下，患者生病后对他的疾病状况、可能的治疗方法、预期结果以及其他提供者的收费价格等不了解，在疾病治疗过程中，医疗服务提供者因此成为患者的代理人而处于主导地位，诱导需求、过度服务等道德风险行为也随之产生，从而影响了卫生服务的质量并导致卫生资源配置的低效率。

（4）外部性。

外部性是指某经济主体消费或生产某种物品对第三方所造成的有利或不利的影响，但第三方并未支付相应的收益或成本。在医疗卫生领域，许多卫生服务都具有效益的外在性，即卫生服务关系之外的人也会受到一定卫生服务的影响，这种影响可能是正面，也可能是负面的。对正外部性的医疗服务，如果依靠市场机制来提供，提供的数量往往低于社会所要求的最优提供数量。如，传染病的疫苗防治。而对负外部性的服务，如果依靠市场机制来提供，则提供的数量往往高于社会所要求的最优数量。如，香烟消费。因此，外部性导致市场失灵，也需要政府干预加以解决。

（5）公平性缺失。

市场可以解决效率问题，但不能解决公平问题。对医疗领域也是如此。基本医疗服务虽然是一种私人物品，但由于具有很强的消费外部性，而被定义为有益品(merit good)。由于医疗卫生产品的特殊性，由市场提供很容易造成医疗费用过高，从而把低收入群体拒之门外。因此，基本医疗服务的提供单独依靠市场机制是无法实现的，世界各国都把基本医疗服务的公平可及作为政府的重要责任。近年来，我国医疗领域的"看病难、看病贵"现象损害了医疗服务的公平可及性，导致了一系列社会问题，增加社会治理成本，政府必须通过干预加以解决。

可见，在市场失灵的情况下，市场机制无法通过自身来解决市场失灵问题，无法提供有效的公共物品，也无法解决信息不对称、外部性和公平性等问题。而政府干预作为市场失灵的必要条件，应当承担起这些职责，弥补市场失灵所造成的损失。同样，在医疗卫生服务市场所出现的市场失灵也需要政府进行干预。政府干预的方式主要有卫生服务的公共供给、再分配和管制等。公立医院在缓解医疗领域的多种市场失灵方面具有明显的优势。公立医院应该为弱势人群免费或低收费提供基本医疗服务、开展医学科研和人才培训、提供儿童计划免疫以及疾病防治，对重大自然灾害和重大公共卫生事件进行应急处理等。

2. 契约失灵理论

汉斯曼(Hansmann, 1980)指出，当生产者与消费者之间信息不对称时，消费者在讨价还价过程中没法处于平等的地位，生产者则利用信息优势向消费者高收费或提供低劣的商品，使消费者遭受损失从而导致契约失灵。而契约失灵通过市场机制难以解决，因为市场中总存在着信息不完全，当购买者不能轻易觉察到所购买的产品的数量与质量时，非营利组织就扮演了重要的角色。因为非营利组织存在剩余不可分配的特点，它们在提供产品和服务时不会利用信息不对称而追求自身利益最大化。而这也正是非营利性机构在卫生服务领域盛行的重要原因（富兰德等，2004）。在医疗卫生服务市场，当提供的医疗服务质量很难衡量，存在契约失灵的情况下，公立医院可以弥补市场失灵。从广义上讲，包括公立医院在内的公共部门也是一种非营利性机构（黄佩华等，2003），有利于克服信息不对称引起的契约失灵。

二、公立医院的行为理论

1. 效用最大化模型

Newhouse（1970）提出非营利医院效用最大化的目标函数，即医院经营者的偏好并不是质量的最大化，或者数量的最大化，而是质量与数量的最大化组合。该模型假设：第一，医院追求的目标是效用最大化而非利润最大化。医院效用来源于两个方面：数量最大化和质量最大化。数量代表规模，可以降低单位成本，高质量可以给医院带来声望；第二，医院追求平衡预算，即平均成本（AC）=平均收益（AR）=价格（P）；第三，医院的约束条件为净收入不能为负，即，医疗收入+捐赠收入=医疗成本。

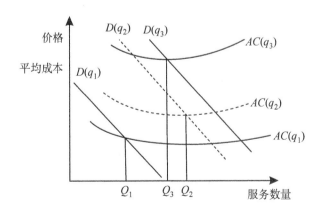

图 2-2 公立医院的行为模型

我们可以用图 2-2 表示公立医院的行为。医疗服务需求随质量提高而提高，平均成本随质量提高而提高。当质量 q_1 提高到 q_2 时，需求的增加超过平均成本的增加，则需求量从 Q_1 增加到 Q_2；当质量从 q_2 提高到 q_3 时，需求的增加小于平均成本的增加，需求量从 Q_2 减少到 Q_3。相应地，这些均衡点组成了公立医院的预算约束线（如图 2-3 所示）。

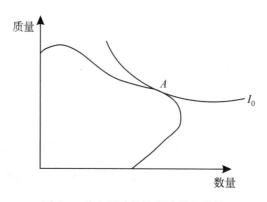

图 2-3　公立医院的均衡数量和质量

公立医院是效用最大化者，追求一定数量和质量的最优组合。其无差异曲线 I_0 所示。无差异曲线和预算约束线的切点 A 即为公立医院提供医疗服务的最佳数量和质量组合。

从公立医院的角度来看，在假定其他条件不变的情况下，如果政府给公立医院以财政补贴，其预算约束线会外移动，公立医院提供医疗服务的数量与质量都会相应的提高；如果政府把补贴用于扩大保险的覆盖面，公立医院的医疗服务需求数量增加，其预算约束线相应地向外移动，医院提供的医疗服务数量与质量也会相应提高。这意味着，与没有享受政府补贴的民营医院相比，公立医院的运行效率和服务质量应该更高一些。

2. 医生的控制模型

公立医院行为的第二个理论模型是医生控制模型。该模型是由 Mark Pauly 和 Michael Redisch 于 1973 年提出。

该模型有三个假设：第一，医生的目标是个人净收入最大化；第二，医生是医院的实际控制人；第三，医生是医院剩余的最终受益人。

图 2-4 表示医生的人均净收入与医生供给曲线的均衡关系。医生是理性人，追求净收入的最大化。如果医生数量供给完全有弹性并且医生是自由流动的，则医院的最优医生数量为 M_0；这时，医生的人均净收入显著低于医生数量为 M^* 时的人均净收入。因此，医生有动力去限制更多医生的进入，把医院变成一个封闭模式（closed staff），以维持净收入的最大化。

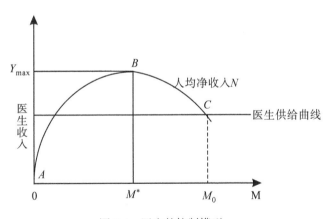

图 2-4　医生的控制模型

医生控制模型的含义在于，公立医院或非营利医院所得到的优惠措施（如补贴、税收减免等）只不过是医生实现自身利益最大化的手段。公立医院或非营利所提供的服务数量和质量并不一定是社会最优的。

三、公立医院行为理论的比较

效用最大化模型是以公众利益最大为目标，医生收入最大化模型是使得医生分得最多的剩余（医生可以间接控制剩余）。图2-5对这两个模型进行了比较。

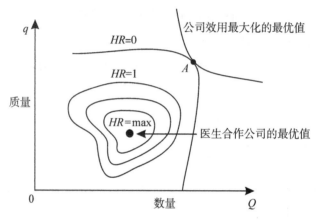

图2-5　医院的数量—质量等值线和医院的盈余

在 Newhouse 模型中，医院的盈余是零，即在收支相抵的约束下追求数量 Q 和质量 q 决策的效用最大化。为了简化图形分析，我们构造一种圆形的"小山"来代表医院的盈余 HR。根据斯彭斯（Spence，1973）的思路，这"小山"的等值线如图所示，图形的横纵轴分别代表医疗服务的数量与质量。等值线 HR=1 代表了所有能给医院带来 100 万美元盈余的服务质量和数量的集合。离盈余最大化的点越远的等值线给医院带来的盈余水平越低，等值线 HR=0 代表了零盈余的质量与数量的组合。

在波利和雷迪斯切模型中，医院会选择使盈余最大化的数量-质量组合，也就是点 HR=HR$_{max}$。相反，纽豪斯模型下的医院在 A

点实现了效用最大化，在这一点上，等值线 $HR=0$ 与可能达到的最高的无差异曲线相切，等值线 $HR=0$ 代表了纽豪斯模型中的预算约束。

若假定医疗服务市场存在高度竞争，医院可自由进入和退出，所有可能想和医院竞争的潜在厂商都可以自由地参与竞争。随着更多的竞争者进入市场，展开业务竞争，对现有医院服务的需求就会减少。从理论上看，医院之间的竞争将会导致非营利医院和营利性医院的行为趋向一致。

第三节　结构—行为—绩效（SCP）理论

"结构-行为-绩效"（SCP）即市场结构（Structure）—市场行为（Conduct）—市场绩效（Performance）相结合的研究模式。该理论是由美国哈佛大学产业经济学权威贝恩（Bain，1959）、谢勒（Scherer，1959）等人提出，是产业组织理论常用的分析工具。公立医院是医疗服务市场中的行为主体，也可借助 SCP 理论进行分析。

一、SCP 理论的基本内容

SCP 的分析框架包括市场结构、市场行为与市场绩效（如图2-6所示）。

1. 市场结构

市场结构就是构成市场的卖者（企业）相互之间、买者相互之间以及卖者和买者集团之间等诸关系的因素及其特征。影响市场结构的主要因素有市场集中度、新企业的进入壁垒、产品的差异度、市场需求的增长率和价格弹性、规模经济和生产的多样化等，市场结构对企业行为有很大的影响。

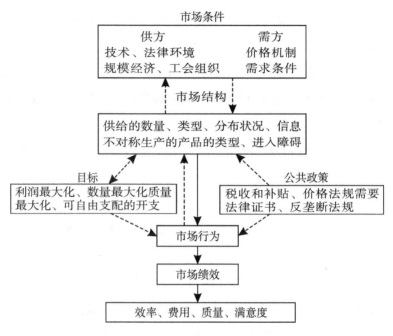

图 2-6　SCP 理论的分析框架

在我国医疗服务市场领域里，公立医院占据主导地位。表现在：第一，数量上，公立医院的卫生人员数占中国卫生人员总数的82.34%，而公立医院的数量占中国医院总数的61.62%，公立医院垄断了医疗服务市场；第二，在医疗服务市场，存在各种各样的"进入壁垒"，加剧了公立医院的主导地位和垄断优势的形成。造成的结果之一就是民营医院生存环境的恶化，如在市场准入方面，民营医院即使具备了资质准入和办医条件，但受区域卫生规划的限制，机构设置很难得到审批；公立医院盈利多，不交税；民营医院盈利少，要交税，由于缺乏政府财政投入、税收政策支持医疗设备与公立医院相比严重不足；第三，公立医院和行政管理部门的关系可以称之为"父子关系"，管办不分，又加剧了公立医院的行政垄断和公立医院与私立医院的不公平竞争；第四，卫生服务市场高度的专业性和技术性，使卫生服务提供者与卫生服务消费者之间出现了严重的信息不对称，卫生服务提供者因此成为消费者的代理人而处于主导和决定的地位，产生了交易双方地位的不平等，从而影响了卫生服务的质量并导致社会卫生资源配置的低效率或无效率。

2. 市场行为

市场行为是企业在市场上为了赢得更大利润和更高的市场占有率而采取的竞争性行动，它的主要内容包括企业的价格行为和企业的非价格行为。

在我国，具有垄断地位的公立医院实行的是政府定价，因此卫生服务的价格不能很好地反映卫生服务的价值与供求情况，不能准确的传递市场信号，卫生服务提供者和消费者不能根据价格信号来调整其市场行为，导致了卫生资源的不合理配置和卫生资源的浪费。此外，15%药品加成政策的实施导致医院趋向于采购高价药，赚取更多的利润。但是药品加成产生的高费用最终却由患者买单，使得"看病贵，看病难"问题日益严重。

3. 市场绩效

市场绩效反映的是产业运营的实际效果，它通常表现为市场结构和市场行为的结果。在对自然垄断行业的市场绩效分析时也应对行业利润进行考察，因为垄断易产生高额利润，这种不是由高效率经营形成的结果会影响市场绩效对市场结构和市场行为的有效传导。

随着人们生活水平的提高以及医疗保险覆盖面的扩大，人们对医疗服务的需求日益增加。但是对我国公立医院来说，其垄断地位和垄断优势使其运行效率较低，医疗卫生服务供给不足，政府定价行为和加价提成弊端明显，医生的自身价值不能得到很好体现，医疗服务的质量也难以保证，公立医院已成为社会的众矢之的。

二、SCP 理论对我国公立医院改革的启示

根据 SCP 理论，要提高我国公立医院的绩效，可以从以下几个方面着手：

第一，解除公立医院与行政部门的"父子关系"，实行管办分开，提高公立医院运作效率。

政府对于医院的管理方式要从原来的直接管理过渡到间接管理，将管理权下放给医院本身，扩大医院的自主权。这就对政府监管能力提出了更高的要求，需要从原来的直接命令过渡到使用合同、信息和规制来管理放权后的公立医院。政府特别需要更有效地监管医院，在医疗服务的公平性和可及性，以及医疗服务的质量和医疗费用的增长方面，确保公立医院能够满足社会需要，继续履行社会责任，实现公益性(蔡江南，2011)。

第二，对医疗服务价格实行政府指导价和市场调节价，改革政府定价机制。

改革政府定价的机制，形成医疗服务的市场定价机制。新的价格机制应当根据医疗成本，医疗服务供求双方的利益，进行不断的调整和变化。在政府间接监管医院，使医院获得自主权的情况下，医疗服务的价格对于医院行为的调节日益起着重要的作用。在公立医院改革试点的条件下，推动医药价格形成机制的改革，为进行公立医院改革创造有利条件(蔡江南，2011)。

第三，充分发挥市场机制的作用，将竞争机制引入到公立医院。

逐步放开医疗服务市场，让更多的医疗服务提供者参与竞争，打破公立医院垄断市场的局面。这样实际上改变了医疗服务市场的集中度和产品差别度，使市场结构发生重大变化。市场结构的变化

促使市场主体提高资源分配效率，优化服务，使医疗卫生服务质量和水平得以提升。

第四节　医院内部治理结构理论

一、医院内部治理结构的内涵

1. 内部治理结构的产生

内部治理这一概念是伴随公司治理结构而出现的。亚当·斯密在《国富论》中有这样的论述："由于股份公司中董事与私人合伙公司中伙员的各自利益不同，董事们无法像私人合伙公司的伙员一样，对钱财问题处理完备。"这一描述说明治理要解决的核心问题是代理问题，即经营者与投资人潜在利益的不一致问题。二十世纪初，公司规模日益扩大，公司业务也随之更加复杂，委托-代理问题所导致的公司效率低下、资源浪费和代理人道德风险行为日益严重，内部治理结构成为现代公司治理的根本问题（Berle and Means，1932）。

20 世纪 80 年代以来，有关公司内部治理结构的研究日益增多。柯林·梅耶（Mayer，1995）指出，公司治理结构是服务于公司，代表投资者利益的组织设计。现代股份有限公司所有权与控制权的分离，促使了公司治理的产生与发展。钱颖一（1995）认为，公司治理结构相当于一整套的制度安排，它支配着各利益相关者的关系，并且使其从中获得经济利益。公司治理结构主要包括控制权的配置与行使、对各利益相关者的监督及评价、激励机制的设计与执行。合理地选择利用公司治理结构，能够在一定程度上降低代理人成本。张维迎（1999）提出，公司治理结构相当于一种权利分配的合约，合约涉及到了各利益相关者的权力与责任，在这里利益相关者主要是由企业内部人员(股东、董事、经理人、员工)和企业外部人员(债权人、客户、供货商、所在地居民)以及政府组成。为了达到企业价值最大化,公司治理结构激励着每个参与人必须对自己的决策行为负责。在不同利益相关者之间分配企业的剩余索取权和控制权,这是公司内部治理结构的精髓。

通过上述对于法人治理结构的定义比较和分析,由于看问题角度的不同,学者们对于法人治理结构的理解都不一样。但是,内部治理结构相当于一种制度设计,或者说是一种机制设计却是学者们都赞成的观点。因此,我们认为,内部治理结构是为了达到组织目标,对组织利益相关者权、责、利关系进行分配与制衡,并使其行为能够实现组织目标的制度安排。

2. 医院内部治理结构的内涵

在我国,公立医院的内部治理也面临着所有者与经营者利益、目标不一致的难题。大多数的公立医院存在于一种复杂的委托代理链条中:人民委托政府,政府委托医院院长对医院进行经营管理。而我国的公立医院大多是全民所有的国有单位,它归人民所有,处在这样一种复杂的委托代理链条之中,难免在治理中会产生各种委托代理问题。因此,公立医院的内部治理与公司治理一样,也需要良好的治理结构。

医院内部治理结构是通过正式和非正式、内部和外部的制度与机制以明确公立医院利益相关者(包括医院所有者、决策层、经营者、员工等)之间的权、责、利关系,用以抑制代理成本、提高组织运行效率,并使组织目标能够实现的制度安排,包括产权制度、决策权配置、监督管理、激励制度、问责制度等内容,其目的在于形成一个产权清晰、责权明确、管理科学的法人治理结构来增强竞争力,提升医院管理水平和运行效率,以建立有效的医疗卫生服务提供主体。

二、医院内部治理结构的理论依据

公立医院存在多重委托—代理关系，其内部治理的核心是解决代理人的道德风险问题。在委托人和代理人利益不一致、信息不对称的情况下，如何设计出一种机制，使得公立医院的委托人（人民）以及代理人（医院院长）能够协调彼此的关系，是公立医院内部治理的核心问题。

首先，两权分离与委托代理是公立医院法人治理结构问题的根源。现代股份制公司的主要标志之一就是两权分离，即公司所有权与控制权的分离。钱德勒（1977）指出，从 20 世纪 60 年代中后期开始，公司经营的专业化使得"两权分离"普遍存在。由于股权的分散，股东将企业的经营管理权交给专业经理人来管理，这些专业经理人实际上掌握了企业的控制权，公司的"两权分离"便以此种形式表现出来。

而由于所有权与控制权的分离，从而产生了委托—代理问题。我们首先要分清楚委托人和代理人，在委托—代理框架中，如果委托人、代理人的利益不一致、信息不一致，则拥有信息优势的一方为代理人，另一方为委托人。所以，在委托—代理关系中，委托人委托代理人代表他来进行活动，换句话来说，就是代理人的行为后果与委托人的利益息息相关，委托人直接承担代理人行为所带来的后果。前面提到委托人和代理人的区分前提是利益不一致、双方的信息不对称，从经济学的角度出发，假设委托人和代理人都是理性人，双方所追求的都是自身利益最大化，那么委托人的利益最大化都是通过代理人来实现的。如果代理人利用自己的信息优势，追求自身的利益最大化，与委托人的利益造成冲突，那么委托-代理问题将随即产生。

综上，两权分离下的委托-代理问题便是公立医院法人治理结构所要解决的问题。最终的目的是降低代理成本，使得掌握信息优势的代理人致力于实现委托人利益的最大化，将其行为规范化，也就是说，设计出一种规范机制来试图解决代理人的道德风险问题。

在我国，公立医院是由国家直接投资兴建的，其所有权归全体人民所有。实际上，作为公立医院所有者的全体人民不可能真正意义上行使其所有者职能。因此，全体人民通过法律将公立医院委托给国家，国家在这一层中是代理人，全体人民是所有人。但是国有资产拥有两个不容忽视的性质：(1)国有资产的复杂性、巨大性。(2)国有资产系统的分散性，它使得国家无法承担代理人的责任，从而寻找另一个代理人，这就产生了第二层次的委托代理关系。在这里，拥有信息优势的卫生行政机构便成了第二层委托代理关系中的代理人。第三层次的委托代理关系又在这一层次上将公立医院的管理委托给以医院院长为主的公立医院管理者。至此，最终的委托代理关系链条就此形成，医院院长便成为了其中的终极代理人。在以上的多重委托代理关系中，作为终极所有者的全体人民的目的是以最合适的方式保障其健康，政府和卫生行政部门的目的是国有资产的保值增值以及公立医院公益性的实现，而医院和医院管理者的目的可能是是组织和个人利益的最大化，因此，在这样一个长且复杂的委托代理链中，每个委托人、代理人的目的和利益都存在着不一致的冲突。用以分析委托代理关系中各方行为的理论就有着十分重要的借鉴意义。

其次，公立医院中存在的委托代理问题，是进行内部治理的对象。

公立医院委托代理关系过于复杂以及高度的信息不对称、不确定性使得公立医院存在严重的委托—代理问题。

第一，公立医院委托人虚置容易导致"内部人控制"。从上面的分析中我们可以得出，公立医院的最终所有者是全体人民，但在现实中，这种高度分散的所有者是无法履行作为所有者权利和义务的，而作为全体人民代理者的政府和卫生行政机构，由于不是产权的真正所有者，也不能有效履行作为所有者的权利和责任。这样使得公立医院国有资产投资的主体缺位，造成了委托人的虚置，当然对于代理人的行为也同样缺乏有效的激励和约束机制，产生"内部人控制"。

第二，代理人的道德风险。道德风险是指契约的代理人利用其拥有的信息优势采取契约的委托人所无法观测和监督的隐藏性行动或者不行动，从而导致的（委托人）损失或（代理人）获利的可能性。由于医疗服务本身的高度专业化、医疗生产和产出的不确定性使得医院和医院管理者具有更大的信息优势，而作为所有者的卫生行政机构、政府和全体人民处于信息劣势，加之医院管理者没有有效的激励，其工作动机不强、偷懒甚至以权谋私的可能性比其他领域更高，更容易发生代理人的道德风险。

第三，管理层腐败。由于最终所有者的缺位与空置，在公立医院委托代理链中的各个层次的代理人都有可能运用自己管理和信息优势，滥用委托人的授权，损害委托人的利益，这就会产生腐败。

第四，国有资产的流失。公立医院国有资产的剩余索取权和控制权缺乏人格化的代表，致使资产收益的责任缺乏主体享有者和承担者，而代理人虽然实际上行使控制权，但却没有相应的索取权，从而使得代理人没有足够的动力来维护国有资产的保值增值，寻求控制权回报的机会主义严重，造成国有资产流失。

因此，降低交易费用、提高组织运行效率，并使组织目标能够实现，是公立医院法人治理的目的。

从经济学的角度讲，法人治理结构作为一种制度安排，其目的就是降低交易费用，提高组织运行效率。在公立医院治理中，医院所有者与经营者之间的委托代理关系所产生诸如监督成本、损耗成本等交易费用。在我国公立医院改革中，清晰划分政府与公立医院的边界、确定公立医院投资主体的权利和义务，以降低交易费用、提高组织运行效率。

综上所述，公立医院的内部治理就是通过正式和非正式、内部和外部的制度与机制以明确公立医院利益相关者(包括医院所有者、决策层、经营者、员工等)之间的权、责、利关系，用以约束代理人的道德风险行为，降低组织内部的交易费用，提高组织运行效率，实现组织目标。

三、医院内部治理结构的内容

由于公立医院目标多重性，既要满足自身运营的需要，又要满足社会需求；同时，信息不对称、产品质量的不确定性等问题造成了医院委托-代理关系的多重性和复杂性，这种多重复杂的委托代理关系造成了医院严重的道德风险问题。而公司治理不能完全运用到我国的公立医院改革，需要在分析公立医院特征的基础上，借鉴公司治理的长处，总结公立医院内部治理结构的内容。

亚历山大·普力克(Alexander S. Preker，2011)和阿普里尔·哈丁(April Harding，2011)把决策权的配置、剩余索取的分配、市场进入程度、问责机制的结构以及社会功能的提供五个方面作为医院内部治理结构的内容。

迈克·佩里格林(Michael W. Peregrine，2008)认为，医院内部治理包括治理结构(Governance Structure)和治理机制(Governance mechanism)两个方面。内部治理结构代表了权力的相互制约系统，由股东大会、职工代表大会、董(理)事会、监事会、经营者等组成，外部治理结构是医院以外的外部力量之间的制衡，媒体、行业协会、政府、市场等是外部治理结构的重要组成部分。知人善任、监管以及激励等组成了治理机制，良好的治理结构和治理机制会促进医院治理效率的有效提高。

蔡江南(2010)根据医院的治理权从政府手里下放到医院的不同程度，把公立医院治理结构分为预算组织、自主组织、法人组织和私人组织四种不同的组织形式，其反映了医院所有者(政府)与医院之间的权力分配。

方鹏骞(2010)认为，公立医院的治理结构是关于医院的法人组织结构及相关利益安排的制度设计。公立医院对于法人治理的界定主要包括两个方面：第一，医院法人和医院出资人的关系；第二，医院法人与利益相关者的关系。这种制度安排决定了医院法人的性质，以及相应的风险和利益如何在各利益集团之间分配等一系列问题，其安排合理与否是决定医院法人绩效高低最重要的因素之一。

基于现有的研究，我们认为，公立医院的治理结构应包括两个方面：一是关于政府、公立医院以及公立医院管理者之间权、责、利进行分配的制度，二是包括医院法人组织方式、控制机制、利益分配的所有法律、机构、文化和制度安排。基于根据 Preker-Harding 模型，我们把公立医院的内部治理结构分为以下五个方面：决策权的配置、剩余索取的分配、市场进入程度、问责机制以及社会功能提供(如图 2-7 所示)。

(1)决策权的配置：指政府或监督机构下放给医院及其管理者用以自主决策的权力。其核心决策权包括对投入、劳动力、业务范围、财务管理、临床管理、非临床的行政管理、战略管理(组织目标的制定)、市场战略、销售和生产过程的决策。

(2)剩余索取权：指通过允许将剩余资源留在医院，来给予管理者和员工一定的物质利益，以配合赋予他们额外的决策控制权，而非通过国库或当地政府实现。这是产权理论中强调的合理调整收入与决策权之间的关系从而形成正确决策的重要阐释。

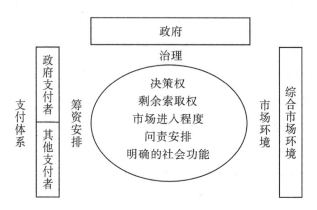

图 2-7　医院组织行为变化的关键决定因素

资料来源：普力克、哈丁．2011.《卫生服务提供体系创新——公立医院法人化》，中国人民大学出版社。

（3）市场进入程度：指医院在市场条件下不单纯依赖政府预算拨款而取得收入的能力，同时这种能力是基于增加了病人或其他支付方的选择权而带来的收入增加。

（4）可问责性：指医院是通过科层制直接对政府负责以实现医院的目标还是通过管制、合约和董事会治理等间接机制实现医院的目标。

（5）社会功能的提供：指医院对于社会需要的服务的社会功能，包括：公共卫生服务、突发公共事件之中的医疗服务、向低收入者或没有医保的人提供服务等。需要解决的是医院是政府强迫其履行社会责任，抑或与政府缔约，由政府对医院进行补偿。本书认为需要建立明确的替代机制，包括筹资、需方补贴、管制和保险等方式来确保医院能够继续提供这些服务。

我们还可以根据政府在决策权、剩余索取权、市场进入程度、问责制安排和社会功能的提供等五个方面下放到医院权力大小的不同，把医院内部治理结构分为：预算组织、自主组织、法人组织和私人组织四种组织形式（图2-8）。私人组织由于其所有权在私人手中，与公立医院的产权性质不一致，本书不予讨论。

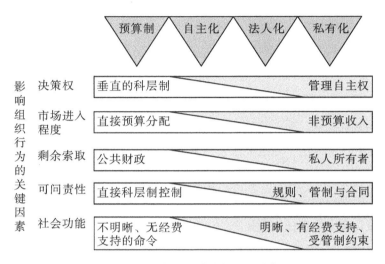

图 2-8　内部治理结构的组织形式

资料来源：普力克、哈丁 . 2011.《卫生服务提供体系创新——公立医院法人化》，中国人民大学出版社。

（1）预算组织：被作为预算制组织的医院，通常作为一个政府部门来进行运营，医院管理者本质上是政府行政人员，科层制和法规控制医院所有的战略决策，并决定绝大多数医院有关生产和提供服务的日常决策，包括医院人员的组成及规模、薪酬、服务的种类与使用的技术、会计和财务的管理方法等。由于政府通过直接预算分配的方式来决定医院收入状况，医院的剩余也都由政府控制。因此，政府是这类医院的剩余索取者，以政府行为的方式实现社会功能。

（2）自主组织：作为自主组织的医院，拥有大部分从政府人员转移的日常决策权。同时，政府又通过组织目标和绩效合同来控制医院；在收入方面，不同于预算组织的是自主组织的收入从政府的直接预算转变为提供服务扩大收入，部分剩余被允许留在医院；在问责安排方面，问责仍主要来源于科层制的监管部门，但方式转变为更加明确和细化的经济与财务绩效目标；在社会功能方面，政府通过与医院管理者签订合同的方式来规定医院需要履行的社会责任。

(3)法人组织：法人组织的治理结构运用于公立医院，是在保持其公有属性、强调其社会责任的前提下，效仿公司的治理结构与效率管理的做法。在这种治理结构下，管理者拥有更大的自主管理权，能够对生产与服务过程中的有关问题有实质的控制权和决策权。医院成为依法成立的独立法人，主要体现在其对于自身的财务业绩负有完全责任，硬预算约束和财务底线以及更大程度的剩余索取权成为重要的市场激励。在问责方面，将问责机制植根于董事会中，缔结合同进行监管，合同的内容包括财务绩效目标(利润、资产/股权收益率、分红)以及再投资的政策。在社会功能方面，政府通过购买、保险、需方的筹资以及对所有组织的命令等形式来实现。

本 章 小 结

本章主要建立公立医院绩效评估的理论基础。这些理论包括：公共部门绩效评估理论、公立医院的产生及行为理论、结构—行为—绩效理论以及医院内部治理结构理论。公立部门绩效评估理论认为，公立医院的产出具有多维特征，必须运用多指标进行绩效评估。公立医院的产生及行为理论从市场失灵与政府干预的关系出发，认为医疗领域所具有的部分公共产品特征、高度的信息不对称和保证基本医疗服务的公平可及等因素造成的市场失灵是公立医院存在的最重要原因。由于医疗服务质量存在的契约失灵，公立医院的产生可以较好地解决这一问题。结构—行为—绩效理论则认为，医疗服务市场的结构特征直接影响到医院的行为选择，进而会影响其运行绩效。要提高公立医院的运行绩效，必须从改革医疗服务市场结构入手。具体来说，需要解除卫生行政部门与公立医院之间的"父子关系"，打破公立医院的垄断地位。同时，放开政府对医疗服务价格的管制，发挥市场机制的调节作用。公立医院的内部治理结构理论主要分析什么样的治理模式才能带来较好的绩效。基于中国公立医院的现状，我们认为，推进公立医院的法人治理结构改革是下一步公立医院内部治理结构改革的方向。

第三章　公立医院运行效率评估

运行效率是评估公立医院绩效的重要指标。效率通常是指既定投入情况下的产出最大化或既定产出情况下的投入最小化。近十几年来，伴随着各国医疗费用的快速上涨，医疗机构的效率评估成为学界关注的热点话题。公立医院作为我国医疗服务供给的主体，其运行效率直接关系到我国医疗卫生体系的整体绩效。本章主要采用我国省级面板数据和县级公立医院的数据，运用数据包络分析法（DEA）和随机边界分析法（SFA）对我国公立医院的运行效率进行评估，探究影响公立医院运行效率的主要因素，以为提高公立医院运行效率提供相应的建议。

第一节　相关文献综述

一、国内相关文献

在国内文献中，针对公立医院运行效率进行评估的研究成果较多。既有单独运用随机边界分析所进行的效率评估，也有运用数据包络分析法所进行的效率评估；既有针对某一特定时期的横截面数据所进行的效率评估，也有对某一地区在一段时期内的面板数据所进行的效率评估。

邱亭林、石光（2006）使用随机边界分析对沈阳、金华与武汉等 59 所医院的数据进行了实证研究。投入指标为床位和人员数量，产出指标为门诊人次和住院人次。研究发现，没有明显的证据表明医院的产权制度会对医院运行效率造成显著影响。

庞瑞芝（2006）基于 2005 年中华医院管理学会对全国各城市医院的调查资料，运用数据包络分析对我国 249 家城市医院的经营效率进行了总体分析与评价，并考察了医院经营效率的影响因素。研究结论表明，医疗质量是否作为指标项加入模型对于医的效率评价具有直接影响，股份制及民营医院经营效率较其他类型医院高。

林皓、金祥荣（2007）利用数据包络分析的研究表明，医疗体制改革以来，我国各类性质的医院效率都有下降的趋势。其中县级及县级以上医院与农村乡镇卫生院的医院效率值的下降与政府投入的减少均有一定的相关性。

刘妍（2010）基于省际面板数据的随机边界分析中，研究了影响我国城市医院经营效率的因素。研究表明，三级医院的比重与医院效率呈现负相关关系，说明医院等级制度存在不合理性。

钟若冰等（2010）利用随机边界分析方法，对2003年至2007年四川省县级及以上公立医院的成本效率和技术效率进行了研究，结论表明采用随机边界生产函数评价医院的技术效率时，若因变量只选用工作量所得效率值并不理想，采用随机边界成本函数评价医院的成本效率时，解释变量选用总可变成本所得效率值更好，在解释变量中加入价格指标后所得效率值要优于不含价格指标的测算方法。

赵明、马进（2010）认为，随机边界分析对于少数异常值并不敏感，能够较好地反映多投入与多产出之间的关系。实证研究表明，所有样本医院均存在效率损失，三年间医院的平均效率并没有明显改善。

李湘君、王中华（2013）从公立医院等级差异的视角，对2010年江苏省261家公立医院的运行效率及其影响因素进行了分析。研究结果表明，不同级别公立医院效率影响因素差异较大，一级和三级公立医院可以通过降低人均门诊费用与增加人均住院费用的方式提高效率，而二级公立医院主要通过增加职业医师比例来提高效率。

二、国外相关文献

Bruce Hollingsworth(2008)指出，截至 2006 年，共有 317 篇论文采用各种效率评估方法测算医疗卫生机构的运行效率与医疗服务生产能力，其中有 70%的研究提供了可供分析的效率指数。

公立医院效率评估方面，Miika Linna(1998，2006)、Martinussen和 Midttun(2004)、Laine 等(2005)从时变效率与技术改进等方面，探讨了边界分析方法论的演进，并详细讨论了基于公立医院的面板数据时使用非参数方法时应当注意的指标选取问题。他们利用挪威与芬兰等地区的面板数据研究发现，两国效率评分指数分别为0.83 与 0.86。Bruce Hollingsworth 等(1999)、Gannon(2005)分别针对英国与爱尔兰地区的医疗改革进行了研究，评估了内部市场对于医院效率所造成的影响，发现英国公立医院 1996 年的平均技术效率为 0.81，而爱尔兰地区的效率范围为 0.94 至 0.97。

Harrison 等(2004)、Sameer Kumar 和 William H. Nunne(2007)、Patrick Michael Bernet 等(2008)、William R. Pratt(2010)以美国的公立医院为研究对象，分别进行了效率评估。其中，Harrison 等(2004)所得的公立医院平均运行效率截至 2001 年增长为 0.79，相比 1998 年的 0.68 取得了小幅增长。Sameer Kumar，William H. Nunne(2007)比较了美国公立医院与专科医院的运行效率，结果表明专科医院比公立医院更加有效率。Rouselle F. Lavado，Emilyn C. Cabanda(2009)评估了菲律宾医疗卫生与教育支出的效率，研究结论表明，在医疗卫生与教育领域的产出均是无效率的，各省共142 个研究对象的效率得分分布从 0.08 到 1.00，均值仅为 0.367。

而在非公立医院运行效率的评估方面，Ferrier 和 Valdmanis(2004)、O'Neill 和 Dexter(2004)、Bates 等(2006)对美国的非公立普通医院运行效率进行了分析。研究发现，2004 年的效率得分中间值 0.99，2005 年的效率得分均值 0.88。值得注意的是，O'Neill 和 Dexter(2004)所进行的研究，主要是依据非大城市中的非公立普通医院，而 Bates 等(2006)提供的实证研究结论，则是基于大城市医院数据。

除了针对美国的非公立普通医院所进行的相关研究外，欧洲各国家与地区也为我们提供了丰富的研究成果。Helming 和 Lapsley (2001)、Steinmann 等(2004)、以及 Staat(2006)分别基于德国与瑞士等地医院大量数据的分析，发现德国非公立普通医院的运行效率得分区间为 0.77 分到 1.00 分，而瑞士则为 0.72 分到 0.79 分。其中，Steinmann 等(2004)所作出的比较研究表明，德国与瑞士在 2000 年的平均效率得分分别为 0.83 与 0.72。与之相类似的，Siciliana(2006)所进行的也是百家以上医院的大数据研究。结果表明，采用不同的效率测量方法，所得的效率得分存在显著区别。在另两项基于相对较小数据的研究中，Prior(2006)所测算的西班牙非公立普通医院运行效率的平均得分高达 0.92 分，而 Kontodimopoulos 等(2006b)提供的关于希腊国内 17 家医院的效率平均得分为 0.75 分。上述相关文献及其结论如表 3-1 所示。

表 3-1　　　　　　　医院效率评估的国外文献

医院类型	国家	样本数量	作　者	效　率　得　分
公立医院	芬兰	43	Miika Linna(1998)	1988：0.79，1994：0.90
		114	Laine(2005)	平均值 0.72
	挪威	51	Martinussen，Midttun(2004)	1999：0.827，2000：0.835，2001：0.841
	挪威与芬兰	47/51	Miika Linna(2006)	CRS：0.83/0.86，VRS：0.92/0.92

续表

医院类型	国家	样本数量	作　　者	效　率　得　分
公立医院	英国	75	Bruce Hollingsworth(1999)	1991：0.77,1995：0.81
	爱尔兰	33	Gannon(2005)	0.94~0.97
	美国	280/245	Harrison 等(2004)	平均值1998：0.68，2001：0.79
		33	Sameer Kumar，William H. Nunne(2007)	0.937
		827	Patrick Michael Bernet 等(2008)	0.682
		270	William R. Pratt(2010)	0.632
	菲律宾	142	Rouselle F. Lavado，Emilyn C. Cabanda(2009)	平均值0.367
非公立医院	美国	38	Ferrier，Valdmanis(2004)	1996：0.79~0.9，1997：0.80~0.87
		53	O'Neill，Dexter(2004)	平均值0.99
		306	Bates 等(2006)	平均值0.888
	德国	2020-2145	Helming，Lapsley(2001)	0.769~1
		1700	Staat(2006)	平均值0.79
	德国与瑞士	105/251	Steinmann 等(2004)	0.79~0.828/0.719~0.752
	意大利	117	Siciliana(2006)	CRS：0.65~1，VRS：0.63~1
	希腊	17	Kontodimopoulos 等(2006b)	平均值0.749

资料来源：Hollingworth，B.(2008).

第二节　效率评估的两种方法：数据包络
分析法和随机边界分析法

数据包络分析(Data Envelop Analysis；DEA)和随机边界分析

(Stochastic Frontier Analysis；SFA)是医疗卫生领域效率评估的两种常用方法。本节将分别探究两种分析方法,并通过两者的相互比较,结合效率分析方法的发展趋势,来评估我国公立医院的运行效率。

一、数据包络分析

数据包络分析由 A. Charnes,W. W. Cooper, E. Rhodes(1978)首次提出,并因其适用于多项输入与多项输出的效率评估,而被广泛应用于各行各业的效率评价中。DEA 通过界定厂商的生产是否位于生产边界之上,来比较各决策单元(DMU)的相对效率与规模收益。由于这种方法考察各数据点的外包络面,因而被称为数据包络分析(Thommas,1995)。Hollingsworth 等(1999)指出,基于医疗卫生机构所具有的多项投入与多项产出的特性,针对这些机构的效率评估可以使用数据包络分析。

作为一种非参数估计方法,数据包络分析无需特定的生产函数模型,可根据医院的实际投入与产出数据,估计有效的生产边界,然后通过判断医院是否在边界上运行并比较相对效率。在吴晓东(2009)、郭晓日(2012)有关医院服务效率评价方法的综述性文献中,可以发现,数据包络分析包含多种不同的评价模型,可根据具体应用领域加以选择。其中在医院相对效率评价中,较为常用的是 CCR 模型与 CCGSS 模型:前者用于判断医院之间进行比较所得的相对有效性,即总体有效,表明医院位于生产边界上,且具有最佳规模;后者用于判断医院与自身进行比较所得的相对有效性,即技术有效,表明医院位于生产边界上,且在医院的现有规模下,充分利用了医院资源。

使用数据包络分析进行效率评估主要有两个步骤:其一,确定使用投入导向分析或是产出导向分析,其中,投入导向分析意指使用最小投入量所得的产出量刻画边际，而产出导向分析则是使用给定投入量下的最大产出量刻画边际；其二，不论选择何种导向分析，通过比较产出投入比建立分段的包络线，从而得出效率得分。该效率得分被定义为决策单元(DMU)的加权产出总额除以其加权投入总额。

Fare 等(1994)提出的基于 DEA 的 Malmquist 指数方法被广泛应用于各行业的效率评估。Malmquist 指数最初由 Malmquist(1953)提出，Caves 等(1982)首先将该指数应用于生产率变化的测算，此后与 Charnes 等(1978)建立的 DEA 理论相结合，在生产率测算中的应用日益广泛。在实证分析中，研究者普遍采用 Fare 等(1994)构建的基于 DEA 的 Malmquist 指数。

从 t 时期到 $t+1$ 时期，度量全要素生产率增长的 Malmquist 指数可以表示为：

$$M_0(x_{t+1},\ y_{t+1},\ x_t,\ y_t) = \left[\frac{d_0^t(x_{t+1},\ y_{t+1})}{d_0^t(x_t,\ y_t)} \times \frac{d_0^{t+1}(x_{t+1},\ y_{t+1})}{d_0^{t+1}(x_t,\ y_t)}\right]^{1/2} \quad (1)$$

式(1)中，$(x_{t+1},\ y_{t+1})$ 和 $(x_t,\ y_t)$ 分别表示 $(t+1)$ 时期和 t 时期的投入和产出向量；d_0^t 和 d_0^{t+1} 分别表示以 t 时期技术 Tt 为参照，时期 t 和时期 $(t+1)$ 的距离函数。

以 t 时期技术 Tt 为参照，基于产出角度的 Malmquist 指数可以表示为：

$$M_0^t(x_{t+1},\ y_{t+1},\ x_t,\ y_t) = d_0^t(x_{t+1},\ y_{t+1})/d_0^t(x_t,\ y_t) \quad (2)$$

类似地，以 $t+1$ 时期技术 $Tt+1$ 为参照，基于产出角度的 Malmquist 指数可以表示为：

$$M_0^{t+1}(x_{t+1}, y_{t+1}, x_t, y_t) = d_0^{t+1}(x_{t+1}, y_{t+1}) / d_0^{t+1}(x_t, y_t) \quad (3)$$

为避免时期选择的随意性可能导致的差异，仿照 Fisher 理想指数的构造方法，Caves 等（1982）用式（2）和式（3）的几何平均值即（1）式，作为衡量从 t 时期到 $t+1$ 时期生产率变化的 Malmquist 指数。该指数大于 1 时，表明从 t 时期到 $t+1$ 时期全要素生产率是增长的。

根据上述处理所得到的 Malmquist 指数具有良好的性质①，它可以分解为不变规模报酬假定下技术效率变化指数（EC）和技术进步指数（TP），其分解过程如下：

$$M_0(y_{t+1}, x_{t+1}, y_t, x_t) = \frac{d_0^{t+1}(x_{t+1}, y_{t+1})}{d_0^t(x_t, y_t)} \times \left[\frac{d_0^t(x_{t+1}, y_{t+1})}{d_0^{t+1}(x_{t+1}, y_{t+1}C)} \times \frac{d_0^t(x_t, y_t)}{d_0^{t+1}(x_t, y_t)} \right]^{1/2}$$

$$= EC \times TP$$

$$(4)$$

其中技术效率变化指数还可进一步分解为纯技术效率指数（PC）和规模效率指数（SC）②。

为了度量 Malmquist 生产率指数，需要借助线性规划方法来计算有关投入和产出的各种距离函数。对于 t 时期到 $t+1$ 时期第 i 个省服务业全要素生产率的变化，需要计算如下四个基于 DEA 的距

---

① 实际上该指数包含了 Fisher 指数和 Tornqvist 指数，是更为一般性的生产率指数，更为详细的说明可以参考 Caves, D. W., Christensen, L. R., Diewert, W. E. "The Economic Theory of Index Numbers and the Measurement of Input and Output, and Productivity." Econometrica 50, 1982.

② 具体分解过程可以参考 Fare 等（1994）。

离函数：

$$[d_0^t(x_t,\ y_t)]^{-1}=\max_{\varphi,\lambda}\phi \qquad [d_0^{t+1}(x_{t+1},\ y_{t+1})]^{-1}=\max_{\phi,\lambda}\phi$$

$$s.t. \qquad -\phi y_{it}+Y_{t+1}\lambda\geqslant 0 \qquad s.t. \qquad -\phi y_{i,t+1}+Y_{t+1}\lambda\geqslant 0$$

$$x_{it}-X_{t+1}\lambda\geqslant 0 \qquad\qquad x_{i,t+1}-X_{t+1}\lambda\geqslant 0$$

$$\lambda\geqslant 0 \qquad\qquad\qquad \lambda\geqslant 0 \qquad (5)$$

$$[d_0^t(x_{t+1},\ y_{t+1})]^{-1}=\max_{\phi,\lambda}\phi \qquad [d_0^{t+1}(x_t,\ y_t)]^{-1}=\max_{\phi,\lambda}\phi$$

$$s.t. \qquad -\phi y_{i,t+1}+Y_t\lambda\geqslant 0 \qquad s.t. \qquad -\phi y_{it}+Y_{t+1}\lambda\geqslant 0$$

$$x_{i,t+1}-X_t\lambda\geqslant 0 \qquad\qquad x_{it}-X_{t+1}\lambda\geqslant 0$$

$$\lambda\geqslant 0 \qquad\qquad\qquad \lambda\geqslant 0$$

二、随机边界分析

随机边界分析由 Aigner、Lovell，Schmidt(1977)以及 Meeusenand，Van Den Broeck(1977)分别独立提出，这一分析方法在过去的确定性边界模型基础上进行了改进，着重体现了分析中的随机成份，将误差项划分为生产效率的随机变动与真正反映低效率的残差两个部分，从而将真正体现低效率的数值从统计噪声中剥离出来。Hollingsworth 等(1999)认为，随着计量经济软件包的不断完善，在使用面板数据的情况下，随机边界分析将可应用于更多领域。Antonio Giuffrida、Hugh Gravelle(2001)则指出，就效率研究而言，随机边界被认为是最为先进的方法。

随机边界分析的第一种估计方法是生产函数法。Battese 和 Coelli(1995)发展了一个能将影响技术效率的因素纳入计量分析中进行估计的 SFA 模型。面板数据 SFA 方程可以表示为：

$$y_{it}=f(x_{it};\ \alpha;\ \beta)\times\exp(v_{it})\times TE_{it} \quad i=1,\ 2,\ \cdots,\ N \quad t=1,\ 2,\ \cdots,\ T,$$

这里，$f(x_{it}; \alpha, \beta) \times \exp(v_{it})$ 是随机边界，TE_{it} 是医院 i 在 t 期的技术效率，在 0 和 1 之间，公式表示为：$TE_{it} = \dfrac{y_{it}}{f(x_{it}; \beta) \times \exp(V_{it})}$。假定医院的生产函数为 Cobb-Douglass 生产函数，对随机边界方程两边取对数可得：

$$\ln y_{it} = \ln[f(x_{it}; \beta)] + v_{it} + \ln(TE_{it}) = \beta_0 + \sum_{i=1}^{k} \beta_k \ln x_{it} + v_{it} - u_{it},$$

这里 $\ln[f(x_{it}; \alpha, \beta)] = \beta_0 + \sum_{i=1}^{k} \beta_i \ln x$，$TE_{it} = \exp(-u_{it})$，$y_{it}$ 为医院 i 在 t 期的产出，x_{it} 为医院 i 在 t 期的生产要素投入，k 为要素投入的个数，β_k 为待估计参数，v_{it} 代表随机误差，服从 $N(0, \sigma^2)$；u_{it} 代表技术无效率，服从 $N(m_{it}, \sigma_U^2)$；v_{it} 和 u_{it} 相互独立，且均与解释变量不相关。

根据以上方程，我们可以把医院的非技术效率方程表示为：$m_{it} = z_{it} \delta_i$，这里 z_{it} 为影响技术效率的变量，δ_i 为待估计参数。若 δ_i 估计值为正，表明因素 z_{it} 对技术效率的影响为负，反之为正。

Jacobs(2001) 在一项对比分析中给出了随机边界分析的一般模型：

$$y_i = \alpha + x_i \beta + (v_i + u_i), \quad i = 1, 2, \cdots, n$$

其中 v_i 表示服从独立同分布的随机扰动项，u_i 表示服从独立同分布的非负随机变量，用于度量生产的无效率，且假定 v_i 与 u_i 相互独立。而随机边界分析的效率可表示为：

$$EFF_i = \frac{E(y_i \mid u_i,\ x_i)}{E(y_i \mid u_i = 0,\ x_i)}$$

从以上公式可以看出，采用随机边界分析来评估效率可以有效地排除随机扰动项 v_i 的干扰，从而更准确地判断无效率值 u_i。考虑对公立医院进行效率评估的情况，影响随机扰动项的因素很多，例如天气突变时住院病人难以预计的增加，或是某地区临时爆发的疾病等。假如将这些因素全部归入效率值，势必影响效率分析的准确性。

随机边界分析的第二种估计方法是成本函数法。假定医院的成本函数由下列方程决定：

$$TC_{it} = f(Y_{it},\ W_{it}) + e_{it}$$

这里，TC_{it} 反映的是医院 i 在 t 年的总成本，Y_{it} 代表医院 i 在 t 年产出向量，W_{it} 是医院 i 在 t 年的投入价格向量，e_{it} 是误差项，可以被分解为两部分：$e_{it} = v_{it} + u_{it}$，这里 v_{it} 代表是白噪音，服从标准正态分布$(0,\ \sigma^2)$，μ_{it} 反映的是偏离成本前沿的程度，代表是成本无效率。也就是说，在既定产出和投入价格水平上，医院的现有成本超出最小成本的程度。

我们可以使用广义超成本函数（General Translog Cost Function；GTCF）对上式进行转换。GTCF 最早由 Caves，Christensen 和 Tretheway（1980）利用 Box-Cox 转换对超对数成本函数（Translog Cost Function；TCF）进行修正而来的。超成本函数主要是考虑了技术因素，通过对一般对数线性成本函数在一特定点进行泰勒级数展开而得到，其定义如下：

$$\ln TC_{it} = \alpha_0 + \sum_{j=1}^{J} \alpha_j \ln Y_{jit} + \sum_{k=1}^{K} \beta_k \ln W_{kit}$$

$$+ 0.5 \sum_{j=1}^{J} \sum_{l=1}^{J} \delta_{jl} \ln Y_{jit} \ln Y_{lit}$$

$$+ 0.5 \sum_{k=1}^{K} \sum_{m=1}^{K} \gamma_{jl} \ln W_{kit} \ln W_{mit} \sum_{j=1}^{J} \sum_{k=1}^{K} \rho_{ij} \ln Y_{jit} \ln W_{kit}$$

$$+ \varphi CM_{it} + \theta YEAR_{it} + V_{it} + U_{it}$$

上式中，TC_{it} 是总成本，Y_{it} 是产出，W_{it} 是投入价格，CM_{it} 是产出调整因子，$YEAR$ 是时间趋势变量，v_{it} 代表是随机误差项，μ_{it} 反映的是偏离成本前沿（无效率）的程度。

Jondrow 等人（1982）提出了在横截面数据中估计无效率值的方法。无效率值的大小取决于无效率的假定分布特征。无效率的分布特征包括半正态分布、正态幂分布、伽马分布、截取正态分布等。Battese 和 Coelli（1992）进一步提出针对面板数据的两种模型。第一个模型中，无效率值 U_{it} 定义为：$U_{it} = \exp[-\eta(t-T)]U_i$，其中，$\eta$ 是待估计参数，$U_i = 1, 2, \cdots, N$ 是独立同分布的非负随机变量，均服从均值为 μ，方差为 σ 的正态分布。但这一模型有非常严格的假设条件，即每个决策单位的效率值不随时间的变化而变化。然而，由于市场环境的变化，医院会调整自己的行为，其效率值也会发生变化。因此，这一假设条件与现实是不相符的。

基于此，Battese 和 Coelli（1995）提出第二个模型。无效率值 U_{it} 被定义为：

$U_{it} = \delta Z_{it} + w_{it}$，$\mu_{it} \geq 0$，其中，$Z_{it}$ 是与无效率值有关的解释变量，δ 是待估计参数，w_{it} 是不可观察的随机变量，服从均值为 0，方差为 σ^2 的标准正态分布。与模型 1 相比，模型 2 可以纳入影响效率的环境因素和企业特有的变量。

由于技术非效率 U_{it} 受到时间和环境变量的影响，可能还会与投入变量相关，传统 OLS 无法对技术效率进行一致的估计，Battese 和 Coelli（1995）设定了方差参数 $\gamma = \sigma_\mu^2/(\sigma_u^2+\sigma_v^2)$ 来检验扰动项中技术无效率项占的比例，$0 \leqslant \gamma \leqslant 1$，若 $\gamma = 0$，表明实际产出与最大产出间的距离来自于不可控的纯随机因素，使用 OLS 即可估计模型，无需使用 SFA 技术。γ 接近于 1 时，则说明误差主要来源于 μ_{it}，这时需要用 SFA 进行模型估计。

应用随机边界分析横截面数据时，面临着两个困难（Schmidt & Sickles，1984）：其一，考虑度量无效率性的非负随机变量 u，需要假定其具有相同的分布。虽然在大样本条件下，应用独立同分布的中心极限定理，可以满足这一假定，但所造成的误差是否会对研究结果产生显著影响，仍有待考察；其二，在进行参数估计时，还需要假定 μ 与生产边界函数中的各解释变量相互独立。在评估公立医院的运行效率时，至少从经验角度判断，难以保证 μ 与各解释变量之间的相互独立关系。

在进行公立医院效率评估时，基于面板数据，可获得各解释变量对于效率的影响，这对于公立医院的自身评估与发展均具有重要意义。第一，通过效率评估，获知医院自身的运行效率，明晰医院自身定位，合理规划发展模式；第二，根据分析结果所得的估计值，明确影响医院运行效率的因素，有的放矢地改革医院制度，提高运行效率。

三、数据包络分析和随机边界分析的比较

在对医院进行效率评估时，鉴于上述两种分析方法所具备的不同特点，在实际应用过程中应予以充分考虑。从经典文献来看，上述两种边界分析方法均产生于 20 世纪 80 年代，经历了较长时间的实证检验，并随着技术上的不断完善，已成功地应用于诸多领域。对

于数据包络分析与随机前沿方法，主要存在以下两个方面的区别：

其一，建模与数据的准确性要求差异。数据包络分析假定模型规范准确，且观察到的数据不存在误差；而随机边界分析则可容忍潜在的建模或测量误差。

尽管数据包络分析广泛应用于评估医院的技术效率，但实践中仍应对其存在的问题加以关注。数据包络分析假定不存在随机扰动或测量误差（Jacobs，2001），因此就会产生两大问题：第一，由于假定不存在随机扰动，因此数据包络分析将所有偏离理想边界的距离均解释为低效率，但在大多数情况下，生产过程中效率却会发生随机变动，而将这种随机变动与效率混同显然是不恰当的。第二，数据包络分析假定不存在测量误差，但在实际分析中，很多情况下的数据误差都是客观存在的，因此这种分析方法对于数据的收集与整理具有更为苛刻的要求。

相比之下，随机边界分析则将随机扰动从效率低下的评价中分离出来，因而能够较好地克服因为随机扰动带来的测量偏差，从而提高测量效果的准确性。考虑到具体问题的特点，公立医院的运行受到诸多随机因素的影响，如季节性疾病的防治、医疗卫生上级部门进行的绩效考核、医疗保障政策的变更等。假如将这些随机因素全部纳入效率评价，无疑会得出不准确的评估结果。在数据敏感性的方面，随机边界分析也给出了合理的应对，对于公立医院数据库所提供的日益完善的面板数据，Battese & Coelli（1992，1995）给出了经典模型，指导应用随机边界分析评估医院的运行效率。

其二，效率评估比较差异。数据包络分析采用可选取的数据测算个体决策单元的效率得分，并将该得分与其他决策单元的效率得分进行比较，假如某项产出为某决策单元独有，则无法进行比较进而得出相对效率得分；随机边界分析则是选取全样本信息来测算效率得分，由于对数据的利用更加全面，因此在处理离群观察值以及非典型投入产出关系等问题上，随机边界分析的测算程序更具稳健性。

在具体实践中，这种比较差异主要表现在评估结果方面，数据包络分析所得为相对效率评价，而非实际效率值，虽然能较好地判断效率低下的单元，但在判断有效率的单元时，则仅能给出相对的比较结果，这时则需要加以警惕。因为此时可能出现的一种情况是，整组研究对象的效率都是低下的。由于数据包络分析给出的只是相对效率，因而仅能表现出该组研究对象效率低下的不同程度。另外，数据包络分析对于评价指标与决策单元的数目也有严格的要求，当两者未能保持一定数量比例时，也会影响数据分析的结果。

相比之下，随机边界分析则是通过全体投入与产出的数据来决定样本医院总的效率低下值，这种将评价单元与边界的偏离程度作为对低效率的衡量指标，不仅便于理解，而且也能够鉴别每个医院单独的效率低下值，为跨组医院之间的横向比较提供了便利。随机边界分析的这一特点，也能有效解决组研究中效率均为低下的判断难题，得出直接而非相对的效率评估结果。

尽管在理论分析中，随机边界分析还存在着误差项分布假定等缺乏经济学理论支持的难题(庄宁等，2001)，但诸多实证研究已证明该方法在解决面板数据模型方面的实用性。随着理论的不断完善，这一方法能更好地运用于公立医院运行效率评估。

第三节　我国各省市公立医院运行效率评估：基于 DEA 方法的分析

一、方法与数据

本部分将运用第二节提出的 DEA 方法来计算我国各省市公立

医院运行效率的 Malquist 指数。数据来源于 2007—2012 年《中国卫生统计年鉴》中 31 个省市的医院公开数据。由于医疗服务是一个多投入—多产出的行业,因此需要多个投入和产出指标来评估医院的运行效率。基于数据的可及性,我们选取医院的门诊人数和住院人数等 2 个指标作为产出指标,医院床位数、医院医生人数、医院护士人数、医院其他人员数(管理、工勤)和医疗机构固定资产价值等 5 个指标为投入指标。所有变量的描述性分析如表 3-2 所示:

表 3-2 变量的描述性分析

指　标　＼　变　量	均值	标准差	最小值	最大值
产出指标				
医院门诊人数(万人)	6549.135	5447.339	255.0643	31777.05
医院住院人数(万人)	297.7053	204.3255	7.52	979.4073
投入指标				
医院床位数	149600.4	94388.22	6750	473768
医院医生人数	39724.46	23987.56	2309	110541
医院护士人数	46091.31	29086.23	1261	139697
医院其他人员人数(管理、工勤)	19964.78	11909.88	926	58785
医院固定资产价值(亿元)	352.9915	257.6795	16.4149	1299.802

二、各省市公立医院的运行效率状况

图 3-1 描叙了各省市公立医院 Malquist 指数的总体变化趋势。2007—2012 年,我国公立医院的平均技术效率得分为 0.878,意味着公立医院的运行效率还有 12.2% 的改善空间。然而,这个数值仅仅反映了总体情况。从地区差异来看,东、中、西部地区公立医

院的运行效率呈现相同的先上升而下降的变化趋势。其中，西部地区公立医院的运行效率值较高，其次是东部地区，中部地区公立医院的运行效率值最低。

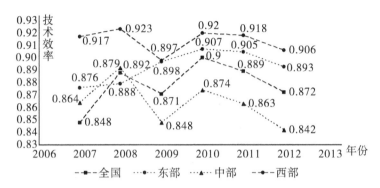

图 3-1 全国和东、中、西部地区公立医院运行效率的变化趋势

表 3-3 进一步报告了反映 2007—2012 年我国各省市公立医院运行效率的 Malquist 指数。可以看出，浙江、福建、广东、云南和新疆等 5 个省份公立医院的运行效率最高，其平均值为 1。黑龙江、内蒙古、山西三个省份的运行效率较低，其平均值分别为 0.765、0.773 和 0.668。这可能反映出在医疗卫生体制改革过程，中部部分省市进展缓慢，影响了其运行效率。同时，各省市运行效率的变化存在较大差异，表明不同省份的特征对运行效率会产生比较大的影响。

表 3-3　**2007—2012 年各省市公立医院运行效率的 Malquist 指数**

省份	2007	2008	2009	2010	2011	2012
全国	0.848	0.888	0.871	0.9	0.889	0.872
东部	0.876	0.879	0.897	0.907	0.905	0.893

续表

省份	2007	2008	2009	2010	2011	2012
中部	0.864	0.892	0.848	0.874	0.863	0.842
西部	0.917	0.923	0.898	0.92	0.918	0.906
北京	0.865	0.924	0.953	1.000	1.000	1.000
天津	0.753	0.753	0.866	1.000	0.993	0.986
河北	1.000	1.000	0.946	0.953	0.908	0.926
山西	0.642	0.701	0.615	0.704	0.656	0.689
内蒙古	0.814	0.791	0.733	0.774	0.754	0.725
辽宁	0.814	0.823	0.797	0.833	0.825	0.850
吉林	0.872	0.854	0.809	0.825	0.807	0.791
黑龙江	0.734	0.801	0.794	0.792	0.775	0.744
上海	0.865	0.937	1.000	1.000	1.000	1.000
江苏	0.888	0.891	0.904	0.917	0.930	0.899
浙江	1.000	1.000	1.000	1.000	1.000	1.000
安徽	1.000	0.924	0.918	0.903	0.927	0.917
福建	1.000	1.000	1.000	1.000	1.000	1.000
江西	1.000	1.000	0.969	0.970	0.984	0.951
山东	1.000	1.000	1.000	0.957	1.000	1.000
河南	1.000	1.000	0.990	0.967	0.935	0.962
湖北	0.908	0.924	0.943	0.939	0.908	0.917
湖南	0.939	0.949	0.948	0.946	0.962	0.969
广东	1.000	1.000	1.000	1.000	1.000	1.000
广西	1.000	1.000	0.995	0.992	0.959	0.940
海南	0.817	0.862	0.826	0.892	0.861	0.848
重庆	1.000	0.919	0.899	0.861	0.885	0.903
四川	1.000	1.000	0.984	0.962	0.923	0.944

续表

省份	2007	2008	2009	2010	2011	2012
贵州	0.976	1.000	1.000	1.000	1.000	1.000
云南	1.000	1.000	1.000	1.000	1.000	1.000
西藏	0.83	0.918	1.000	1.000	1.000	1.000
陕西	0.932	0.901	0.905	0.951	0.949	0.935
甘肃	0.799	0.819	0.821	1.000	0.889	0.922
青海	0.825	0.928	0.925	0.893	0.921	0.883
宁夏	1.000	0.985	1.000	1.000	0.935	0.975
新疆	1.000	1.000	1.000	1.000	1.000	1.000
平均值	0.908	0.920	0.916	0.932	0.922	0.920

三、各省市公立医院运行效率的影响因素

在计算各省市公立医院的运行效率之后，我们进一步考察医院运行效率的决定因素。已有诸多文献使用回归分析方法进行研究（Chen，Hwang，& Shao，2005；Dalmau-Atarrodona & Puig-Junoy，1998；Lee，Yang，& Choi，2009）。由于效率值通常在 0 和 1 之间，属于数值截取变量（censored variable）。这时，OLS 回归将会带来估计偏差，而 Tobit 模型可以很好地解决这一问题。第二章的分析表明，医院的运行绩效通常受到市场环境、医院所有制结构以及相关改革政策变化的影响。参考 Hu 等（2012）的方法，我们建立如下回归模型：

$$TE_{it} = \beta_0 + \beta_1 POPDEN_{i,t} + \beta_2 DEMAND_{i,t} + \beta_3 OUTPRICE_{i,t}$$
$$+ \beta_4 INPRICE_{i,t} + \beta_5 PROHOSP_{it} + \beta_6 QHOSP_{it} + \beta_7 SUBSIDY_{it}$$
$$+ \beta_8 EAST + \beta_9 MID + \beta_{10} REFORM + \varepsilon_{it}$$

上式中，人口密度变量（POPDEN）是某一省市每平方公里的人口数（千人），反映了某一省市居民对医疗服务的潜在需求。由于居民医疗服务需求主体集中在0~14岁数和65岁上的人群上，因此，我们用某一省份省市0~14岁和65岁以上人口占总人口数的比重来反映居民的医疗服务需求（DEMAND）。POPDEN 和 DEMAND 预计将会对医院运行效率产生正向影响。PRICE 代表医院医疗服务的价格，包括门诊服务的平均价格和住院服务的平均价格。近年来，随着看病贵问题的愈演愈烈，医院服务价格成为影响居民就医行为的主要因素。价格越高，居民对医疗服务的需求就越低，进而会降低医院的运行效率。

医院所有制形式也是影响医院运行效率的一个关键变量。一般认为，由于不存在预算软约束，营利性医院的运行效率将高于非营利性医院（Chang，Cheng & Das，2004；Grosskopf & Valdmanis，1987；Valdmanis，1990）。然而，在中国，由于支付体系中存在的激励扭曲，目前还不清楚非营利性医院和营利性的行为是否存在显著差异。Liu 等人（2009）的研究表明，医院民营化是提高医院运行效率的关键，意味着营利性医院的运行效率高于非营利性医院。我们用各省市营利性医院占总医院数量的比例来反映营利性医院的发展情况（PROHOSP）。一般来说，某一省份营利性医院数量越多，将会对公立医院产生竞争压力，促使其提高运行效率。此外，我们用某一省市三级医院占总医院的数量（QHOSP）来度量医院的服务质量。医院服务质量越高，其运行效率就越高。SUBSIDY 反映是的医院总收入中，政府财政补助所占的比例。财政补助比例对医院运行效率的影响是不确定的。一方面，财政补助可以使医院招聘到优秀的医务人才和购买先进的医疗设备，从而提供更好的医疗服务，提高医院的运行效率。另一方面，财政补助会带来预算软约束，使得医院管理层存在道德风险行为，没有激励去进行管理创新以提高医院的运行效率。由于不同省份的运行效率存在较大的差异，在回归方程中我们还控制了东、中、西地区哑变量。新一轮医改开始于 2009 年，我们加入年份的哑变量，以反映新医改对公立医院运行效率的影响。所有变量的描述性分析如表 3-4 所示。

表 3-4　　　　　　　　　　　　**变量的描述性分析**

变量	定　　义	平均值	标准差	最小值	最大值
TE	医院的技术效率	0.924	0.089	0.615	1
POPDEN	每平方公里人口数（千人）	0.421	0.61	0.002	3.778
DEMAND	0~14 岁和 65 岁以上人口占总人数的比例	0.26	0.037	0.162	0.355
OUTPRICE	门诊服务的平均价格水平（千元）	0.154	0.05	0.044	0.373
INPRICE	住院服务的平均价格水平（万元）	0.612	0.259	0.245	1.74
PROHOSP	营利性医院占总医院的比例	0.28	1.137	0	0.632
QHOSP	三级医院占总医院的比例	0.066	0.03	0.0194	0.152
SUBSIDY	政府财政补助占医院总收入的比例	0.156	0.078	0.061	0.538
EAST	某一省份位于东部地区 = 1，否则 = 0	0.354	0.480	0	1
MID	某一省份位于中部地区 = 1，否则 = 0	0.258	0.439	0	1
WEST	某一省份位于西部地区 = 1，否则 = 0	0.387	0.488	0	1
REFORM	年份在 2009 年之后 = 1，2009 年之前 = 0	0.5	0.501	0	1

表 3-5 报告了各省市公立医院运行效率决定因素的估计结果。为了检验估计结果的稳定性，我们分别报告了四个模型的估计结果。模型 1 仅控制了主要变量，模型 2 和模型 3 分别控制了地区哑变量和医改年份哑变量，以消除不可观察的地区特征和时间变化对估计结果的影响，模型 4 进一步控制了所有年份的哑变量。所有估计系数报告的是边际影响（marginal effect）。

表 3-5　　　　医院运行效率决定因素的模型估计结果

变量	模型 1		模型 2		模型 3		模型 4	
	系数	标准误	系数	标准误	系数	标准误	系数	标准误
POPDEN	0.031	0.027	0.041	0.027	0.047 *	0.026	0.046 *	0.028
DEMAND	−0.128	0.275	−0.183	0.269	−0.059	0.274	−0.163	0.286
OUTPRICE	−1.031 **	0.413	−0.965 **	0.41	−0.975 **	0.406	−1.063 **	0.448
INPRICE	0.286 ***	0.009	0.277 ***	0.09	0.248 ***	0.09	0.263 ***	0.093
PROHOSP	0.054	0.047	0.045	0.046	−0.003	0.053	−0.018	0.055
QHOSP	−1.147 ***	0.320	−1.080 ***	0.318	−1.119 ***	0.316	−1.249 ***	0.334
SUBSIDY	−0.266 ***	0.097	−0.317 ***	0.099	−0.359 ***	0.101	−0.390 ***	0.111
EAST			−0.072 *	0.040	−0.060	0.039	−0.062	0.042
MID			−0.079 **	0.039	−0.079 **	0.037	−0.082 **	0.038
REFORM					0.018 *	0.010	0.025	0.022
YEAR2008							−0.003	0.010
YEAR2009							−0.005	0.012
YEAR2010							−0.010	0.013
YEAR2011							−0.011	0.010
YEAR2012							N.A	N.A
CONSTANT	1.029 ***	0.091	1.086 ***	0.094	1.080 ***	0.093	1.133 ***	0.104
Sigma_u	0.084 ***	0.013	0.079 ***	0.012	0.076 ***	0.011	0.077 ***	0.012
Sigma_e	0.034 ***	0.002	0.034 ***	0.002	0.034 ***	0.002	0.034 ***	0.002
Log-likelihood	306.648		309.141		310.668		311.488	
Obs	186		186		186		186	

注：N.A 表示由于多重共线性，该变量回归时被删除；*、**、*** 分别代表 10%、5% 和 1% 显著性水平。

总体上看，四个模型中，主要变量的估计结果基本相似。人口密度变量（POPDEN）虽然在模型 1 和模型 2 中为正，但不显著。模型 3 和模型 4 中，POPDEN 的系数为正，且在 10% 显著性水平显著。说明在人口密度大的省市，其医院的运行效率较高。可能的原因是，在人口密度大的地区，居民生病后通常很容易就医和获得医疗服务，医院资源可以得到充分使用。相对应的是，由于地区的限制，在人口密度小的地区，医院的就诊患者较少，这会造成医疗资源的闲置和浪费，进而降低医院的运行效率。人口年龄结构这一需求变量的系数值虽然都为负值，但均不显著。这说明，人口年龄结构这一变量对医院运行效率没有影响。从价格变量上看，门诊服务平均价格对医院运行效率的影响显著为负，门诊服务平均价格每增加 10%，医院的运行效率将会下降 9.65% ~ 10.63%。与此相对应的是，住院服务的平均价格对医院的运行效率影响显著为正，住院服务平均价格每增加 10%，医院的运行效率将会增加 2.48% ~ 2.86%。可能的原因是，在中国现行的医疗保险体系下，由于大部分门诊服务不予报销，再加上门诊服务的需求价格弹性较高，从而会影响到居民对公立医院门诊服务的需求。而通常大部分住院服务列入报销范围，居民住院服务需求的价格弹性较低，居民在患病后更愿意利用住院服务治疗。

在反映市场特征的变量上，营利性医院的比例（PROHOSP）对公立医院运行效率不存在显著的影响，这与现有的研究结论并不一致。可能的原因在于，公立医院仍然处于垄断地位，营利性医院虽然有所发展，但在市场进入、政策支持等方面仍存在较多壁垒。营利性医院还没有给公立医院带来竞争压力。因此，给予营利性医院以平等的竞争环境，放开医疗服务市场，与公立医院平等竞争是提高公立医院运行效率的重要举措。

一个有趣的结果是，反映医院服务质量的指标（QHOPS）对公立医院运行效率的影响显著为负。也就是说，公立医院中三级医院占总医院的比例每增加 10%，其运行效率将会下降 10.8% ~ 12.49%。这表明，我国公立医院运行效率较低主要集中在三级医院上。三级医院存在着大量的医疗设备竞争，往往强调质量竞争而非价格竞争，这可能会减少医院的就医总人数，从而降低公立医院的运行效率。

政府财政补助占医院收入的比重（SUBSIDY）反映的是医院预算软约束的程度。结果显示，医院财政补助对医院运行效率的影响显著为负。政府补助水平每提高 10%，运行效率将下降 3% 左右。这说明，预算软约束显著降低了公立医院的运行效率。

医改政策变量（REFORM）的系数为正，但并不显著。说明 2009 年之后的新一轮医改，虽然出台了各种改革措施，但其效果还没有发挥出来，政策的实施效果相当有限。

地区变量上，与西部地区相比，东部地区公立医院的运行效率并没有显著差异，但中部分地区公立医院的运行效率显著低于西部地区。这说明，提高我国公立医院运行效率的重点应该在中部地区。

第四节　湖北省试点县级公立医院运行效率评估：基于 SFA 方法的分析

县级公立医院综合改革是"十二五"期间公立医院改革的重点。国务院办公厅于2012年印发的《关于县级公立医院综合改革试点的意见》中提出，力争 2013 年形成县级公立医院改革的路子，为2015 年实现县级公立医院阶段性改革目标打下基础。那么，县级公立医院运行效率如何？是否实现了改革目标？本节以基于湖北省试点地区县级公立医院层面的数据，利用随机边界分析法评估县级公立医院的运行效率。

一、湖北省县级公立医院试点改革情况

2012 年 8 月，湖北省人民政府确定首批 28 家县级公立医院改革试点名单，拉开了县级公立医院综合改革帷幕。首批确定进行改革试点的有鄂州市(公立医院改革国家联系试点城市)的 4 家医院(鄂州市中心医院、鄂州市中医医院、鄂州市妇幼保健院、鄂州市第三医院)和 20 个县(市)的 24 所县级公立医院(含 2 家中医院和 2 家妇幼保健院)，分别是：大冶市人民医院、丹江口市第一人民医院、竹山县人民医院、当阳市人民医院、枝江市人民医院、谷城县人民医院、宜城市人民医院、宜城市中医院、宜城市妇幼保健院、钟祥市人民医院、孝昌县人民医院、应城市人民医院、监利县人民医院、红安县人民医院、红安县中医院、红安县妇幼保健院、麻城市人民医院、通城县人民医院、建始县人民医院、广水市第一人民医院、仙桃市第一人民医院、潜江市中心医院、天门市第一人民医院、神农架林区第一人民医院。

湖北省县级公立医院试点改革的主要内容如下①：

1. 探索有效的公立医院发展模式，组建医疗集团模式和医疗协作共同体

(1)医疗集团模式。宜城市按"医疗机构集团化，职工身份社会化，投资渠道多元化"的思路，组建了以市人民医院、市中医院、市妇幼保健院为主体医院、10 家乡镇卫生院为附属医院、186 个村卫生室为基础的三大医疗集团，并相应建立了对口支援制度、双向转诊制度、人才与技术双向交流制度、资源共享制度和公共卫

---

① 卫生部深化医药卫生体制改革领导小组办公室. 湖北省扎实推进县级公立医院改革试点工作. 深化医药卫生体制改革动态，2012(114)。

生服务联动机制等。

(2)医疗协作模式。十堰市红十字医院与周边乡镇、卫生院(所)等8家基层医疗机构组建"十堰市城北区域医疗服务协作体",按双向转诊原则,对协作体内的乡镇卫生院提供设备和技术支持,促进公立医院卫生资源下沉到社区。

2. 改革费用支付方式,提升县级医院的服务水平

(1)开展提高参合农民重大疾病医疗保障水平试点工作,积极推行临床路径管理和单病种付费,全面推行医院成本核算,遏制医疗费用的快速上涨。

(2)开展医院等级评审,不断查找医疗质量管理和医疗安全工作中的薄弱环节和易发隐患,有效提高医疗质量。

3. 内增活力,调动医务人员的积极性

(1)深化人事和分配制度改革。全省县级医院普遍实行了岗位设置和全员聘用,建立了科学的人员绩效评估制度,实施了岗位绩效工资,将医务人员的工资收入与医疗服务的数量、质量、技术难度、成本控制、群众满意度等挂钩,收入分配向临床一线、技术骨干倾斜,有效调动了医护人员的积极性。

(2)努力营造良好的执业环境。全面推进医患纠纷第三方调解工作,建立医疗责任保险机制,组织维护医疗机构治安秩序专项整治行动,畅通患者院内投诉渠道,有效预防和减少医疗纠纷和医疗事故的发生,维护了医患双方合法权益。

(3)为医务人员营造职业发展的平台。完善住院医师规范化培训制度,建立健全继续教育制度,选拔技术骨干到城市三级医院进修学习,培养更多的学科带头人。

(4)促进医务人员合理流动。积极探索医生多点执业,出台政策,鼓励卫生人才合理流动。

4. 多措并举，加强县级医院能力建设

（1）加大信息化建设力度。全省 85 家县级医院初步完成了以医院管理系统和电子病历为核心的信息化建设任务。全省各级新农合定点医疗机构与新农合管理信息系统全部实现互联互通，参合患者实现了刷卡就医和即时结报。

（2）抓好县级医院管理人员的能力培训。举办了县级医院院长培训班，提高了他们的管理能力和水平。

（3）狠抓薄弱地区和薄弱科室建设。鼓励城市大型公立医院通过直管、托管县内医疗机构等形式，将优质的医疗资源向县内倾斜、向基层下沉。强力推进县级医院薄弱科室能力建设。

（4）做好城乡对口支援工作。加强城市大医院与县级医院的分工协作，深入开展"万名医师支援农村卫生工程"。

二、数据来源与变量选取

我们以 2008—2012 年湖北省 28 家试点县级公立医院为分析样本来评估县级公立医院的运行效率。主要数据来源有三个：一是《湖北省卫生统计年鉴》，二是试点医院的网上公开信息，三是作者的实地调研。分析方法为随机边界分析法（SFA）。如第二节所述，随机边界分析可以对医院的技术效率和成本效率进行评估。技术效率通过生产函数中的投入与产出变量来计算。投入变量包括：医院医生总数、床位数、平均资产价格；产出变量包括：医院年门诊人次、医院年住院人次。由于产出变量必须用单一指标来衡量，参考刘君等（2010）的方法，将（门急诊人次+住院人次×平均住院天数）作为最后的产出变量。成本效率通过成本函数中的投入、产出变量来计算。投入变量主要包括：医院年门诊人次、医院年住院人次、平均住院日，在职职工平均工资。产出变量是医疗的总成本。为了分析县级公立医院技术效率和成本效率的影响因素，我们还控制其他的变量如：病人治愈率（CURERATE）、财政补助占医生总收入的比重（SUBSIDY）、平均门诊费用（OUTPRICE）、平均住院费用（INPRICE）、医生高级职称占医院总医生的比重（HIGHRATE）。所有变量的定义和描述性分析如表 3-6 所示。

表 3-6　　　　　　　变量的定义和描述性分析

变量	定　义	平均值	标准差	最小值	最大值
生产函数(技术效率)					
OUTPUT	门急诊人次＋住院人次×平均住院天数	10.78	9.61	4.6	24.03
STAFF	医生总数(人)	424.39	412.51	226	891
BED	医院总床位数(张)	877.81	732.7	311	1842
AVEASSET	平均资本价值(医院资产总价值/总床位数)(万元/床)	16.92	6.45	9.27	32.64
成本函数(成本效率)					
TC	医院的总成本(包括医疗支出、药品支出、财政专项支出和其他支出)(万元)	17542.4	17037.9	8471.56	29518.7
OUTVISIT	医院年门诊人次(万人)	9.16	7.28	4.19	20.45
INVISIT	医院年住院人次(万人)	1.62	1.04	0.41	3.58
AVESTAY	平均住院日(天数)	8.7	6.31	3.27	16.8
AVEWAGE	平均人力资本价格(医院年人员支出/职工总数)(万元/人)	4.67	3.41	2.39	10.03
其他变量					
CURERATE	每百人治愈率(%)	81	62.81	73	94
SUBSIDY	政府补助占医院总收入的比重(%)	17.19	8.07	4.11	45.69
PRICEOUT	平均门诊费用(元)	268.73	9.79	93.52	429.95
PRICEIN	平均住院费用(元)	4237.62	2345.67	1667.8	18690.68
HIGHRATE	高级职称医生所占总医生的比重(%)	58.51	44.47	30.05	68.09

三、县级公立医院运行效率的状况及影响因素

采用 FRONTIER 4.0 软件的最大似然估计方法(maximum likelihood)，使用随机边界分析计算 2008—2012 年间湖北省 28 家县级公立医院的技术效率和成本效率，结果如表 3-7 和表 3-8 所示。

表 3-7 随机边界分析的估计结果

生产函数			成本函数		
变量	系数	标准误	变量	系数	标准误
STAFF	0.037***	0.015	OUTVISIT	0.236**	0.136
BED	−0.031	0.168	INVISIT	0.087***	0.015
AVEASSET	−0.022	0.069	AVESTAY	0.245***	0.128
CONSTANT	9.875***	0.328	AVEWAGE	0.056	0.267
			CONSTANT	0.578	0.74
σ^2	2.035***	0.128	σ^2	0.118***	0.012
$\gamma=\sigma_\mu^2/(\sigma_u^2+\sigma_v^2)$	0.839***	0.507	$\gamma=\sigma_\mu^2/(\sigma_u^2+\sigma_v^2)$	0.745****	0.204
Log-likelihood	348.92		Log-likelihood	332.07	

从表 3-7 可以看出，生产函数和成本函数的 γ 值分别是 0.837 和 0.745，且在 1%显著性水平上显著。表明样本数据中，县级公立医院存在技术无效率和成本无效率，并且主要是由不可控的因素导致的。在生产函数的估计结果中，医院医生总数(STAFF)这一变量对县级公立医院的产出能力存在着正影响，床位数(BED)、平均资产价值(AVEASSET)对医院产出能力的影响均不显著。在成本函数的估计结果中，平均年门诊人次(OUTVISIT)、平均年住院人次(INVISIT)和平均住院日(AVESTAY)三个变量对医院总成本有显著的正向影响，平均人力资本成本(AVEWAGE)对医院总成本的

影响不显著。这可能是由于，在现行管理体制下，公立医院的工资主要是由政府财政部门发放的，不是医院运行成本支出的主要部分。

表3-8进一步报告了2008—2012年湖北省县级公立医院技术效率和成本效率的平均值。可以看出，无论在技术效率和成本效率上，湖北省试点县级公立医院的运行效率均不高，处于0.45~0.68之间，这说明县级公立医院还有很大的效率提高空间。

表3-8　　**2008—2012年湖北试点县级公立医院技术效率和成本效率的平均值**

省份	2008	2009	2010	2011	2012
技术效率	0.453	0.466	0.607	0.541	0.686
成本效率	0.539	0.546	0.553	0.456	0.626

为进一步分析导致县级公立医院效率低下的原因，我们运用TOBIT模型，分别以技术效率和成本效率为因变量进行回归分析。自变量为表3-6中的其他控制变量。回归结果如表3-9所示。

表3-9　　　　　　**县级公立医院效率的影响因素**

变量	技术效率		成本效率	
	系数	标准误	系数	标准误
CURERATE	0.003**	0.0006	−0.0004	0.012
SUBSIDY	−−0.014**	0.002	−0.006***	0.001
PRICEOUT	−0.0006***	0.0003	−0.0002	0.0004
PRICEIN	0.0275	0.128	0.081	0.062
HIGHRATE	0.083***	0.003	0.069****	0.004

变量	技术效率		成本效率	
	系数	标准误	系数	标准误
CONSTANT	0.226***	0.068	0.432**	0.173
Sigma_u	0.024***	0.006	0.042***	0.0001
Sigma_e	0.004***	0.001	0.006***	0.002
Log-likelihood	240.18		267.9	
Obs.	140		140	

从表 3-8 可以看出，病人治愈率（CURERATE）、高级职称医生比例（HIGHRATE）对医院技术效率有显著的正影响，而政府补助水平（SUBSIDY）和门诊服务平均价格（PRICEOUT）对医院技术效率有显著的负影响。说明，提高县级公立医院运行效率的关键是提高医生的医术水平，改善治愈率，加强医生人才队伍建设，提高高级职称医生比例，同时降低政府的财政补助水平和门诊服务平均价格。

医院成本效率的影响因素中，政府补助水平对医院成本效率有显著的负影响，高级职称医生所占比重对医院成本效率有显著的正向影响，而病人治愈率、门诊服务平均价格和住院服务平均价格对医院的成本效率没有影响。

基于以上分析结果，我们认为，县级公立医院要提高运行效率，未来的改革可关注以下方面：

（1）减少政府的财政补助，硬化医院的预算软束。预算软约束降低了县级公立医院的运行效率。从分析结果可以看出，政府财政补助比例越高，医院的运行效率越低。县级公立医院的预算约束可通过管办分离、产权改革等途径加以硬化。

（2）加强县级公立医院人才队伍建设。县级公立医院高级人才较少、人才流失严重是制约其运行效率的重要因素。未来可通过组建联合体、鼓励多点执业等方式来加强县级公立医院的人才队伍建设。

(3)进一步完善医保制度,降低患者就医门诊服务价格。目前现行的医保制度对住院服务的报销较多,但对门诊服务的报销较少,这导致患者患病后,不愿去医疗机构就医。等小病拖成大病后,才考虑去医院就医。门诊服务价格偏高造成患病生病后不愿意去就医,也是造成县级公立医院运行效率较低的一个原因。

本 章 小 结

本章主要对我国公立医院的运行效率进行评估。首先对国内外相关的文献进行综述。其次对比分析了数据包络分析法(DEA)和随机边界分析法(SFA)在效率评估中的优劣,DEA适用于宏观层面数据的分析,而SFA更适应于微观层面数据的分析。再次,基于2007—2012年省级数据,运用DEA方法对我国各省市公立医院的运行效率进行评估。研究发现,我国各省市公立医院运行效率存在较大差异。浙江、福建、广东、云南和新疆等5个省份(自治区)公立医院的运行效率最高,其平均值为1。黑龙江、内蒙古、山西三个省份的运行效率较低,其平均值分别为0.765、0.773和0.668。基于TOBIT模型的分析表明,门诊平均费用对公立医院运行效率有显著的负影响,但住院平均费用对运行效率有显著的正影响。三级医院占总医院数的比例越高,则医院运行效率越低。说明我国公立医院的低效率主要集中在三级医院上。一个重要的发现是,政府补助比例对公立医院的运行效率存在显著的负影响。最后,基于2008—2012年湖北省28家试点县级公立医院的数据,运用SFA方法的分析发现,县级公立医院的运行效率较低,平均值在 0.5 左右，表明县级公立医院还有很大的效率提升空间。进一步分析发现，县级公立医院的医疗服务质量(治愈率)、高级职称医生的比例对县级公立医院运行效率有显著的正影响，但政府财政补助对县级公立医院运行效率的影响显著为负。

第四章　公立医院医疗费用评估

医疗费用的过快上涨是导致居民"看病贵"的重要原因。在我国公立医院尤其如此。那么，如何降低公立医院的医疗费用？本章主要从医疗费用的视角评估公立医院的绩效。新医改方案明确提出，积极引导和鼓励社会资本办医，支持民营医院发展，鼓励民营医院做大做强。本章主要关注两个问题：第一，在我国医疗服务市场，民营医院的发展是否有助于降低公立医院的医疗费用？第二，就患者而言，公立医院与民营医院的医疗费用是否存在差异？

第一节　相关文献综述

一、国外相关文献

国外学者针对不同所有制形式的医院在医疗费用上可能存在的差异进行了较多的研究，但研究结论不尽一致。在早期的实证研究中，Grannemann 等（1986）在一项多产出分析中研究了不同的医院所有制类型对于患者支出所产生的影响。研究结果表明，患者在民营医院就医时产生的支出高于其在公立医院就医时产生的支出。Becker 和 Sloan（1985）的研究结果则指出，对于每日平均费用而言，公立医院高于民营医院。而对于人均费用来说，不同医院所有制类型所造成的影响并无明显差异。Sloan 等（2001）利用 1982—1994 年国家长期医疗调查数据（NLYCS）研究营利性医院和非营利性医院在医疗费用上的差别。作者发现，即使在控制变量内生性后，营利性医院的费用也显著高于非营利性医院。Kessler and McCllelan（2002）使用 1985—1996 年美国老年医疗照顾计划下（Medicare）心脏病住院病的医疗费用数据，在控制了医院特征、病人特征、医疗市场的竞争程度以及地区固定效应后，结果显示，营利性医院要比其他医院的费用大约低2.4%，但两者的病人健康结果基本相同。这说明，营利性医院的发展有利于降低医疗费用。Hsien-Ming Lien 等（2008）比较了1997—2000年中国台湾不同所有制医院中风和心脏病人的医疗费用。结果发现，非营利性医院和营利性医院的医疗费用不存在显著差异。Shen 等人（2006）采用萃取分析方法（Meta-analysis）对141篇现有文献进行分析，发现公立医院和营利性医院在费用上的差异非常小。

二、国内相关文献

随着医改讨论的深入，关于中国民营医院的研究日益增加。王保真、张义华（2002）针对温州市和泉州市的调查发现，民营医院的医疗费用低于公立医院，尤其是手术这类住院服务。浙江省民营医院效益评价课题组（2003）通过对浙江省21所民营医院的回顾性调查，发现民营医院人均次门诊费用和出院人均次费用保持低水平，而且比较平稳。李林、刘国恩（2008）利用《国家统计年鉴》相关数据，考察营利性医院（民营医院）进入医疗服务市场后对人均医疗费用的影响。研究发现，营利性医院加入医疗服务市场后，可以有效降低人均门诊费用和住院费用。Xu 等人（2015）运用2008—2010年中国城镇居民基本医疗保险调查数据，对比分析了民营医院和公立医院在患者门诊费用上的差异。作者使用工具变量（IV）（最近的医疗机构是否是民营医院）来控制内生性，结果发现，在控制变量内生性后，民营医院和公立医院在医疗费用上并没有显著的差异。

第二节　民营医院发展对公立医院医疗费用的 影响：基于省级面板数据的实证

一、方法与数据

1. 模型设定与方法选择

我们采用动态面板模型进行估计分析民营医院发展对公立医院医疗费用的影响。动态面板模型的优势是可以对医疗费用的动态变化进行模拟，并能克服潜伏的变量内生性问题①。动态面板模型可以设定如下：

$$y_{i,t} = \alpha y_{i,t-1} + \beta X_{i,t} + \eta_i + \varepsilon_{i,t} \tag{1}$$

这里，$y_{i,t}$代表中国各省市的人均医疗费用水平，$X_{i,t}$代表民营医院发展水平和影响医疗费用的其他控制变量；η_i为不可观察的省市效应；$\varepsilon_{i,t}$为随机误差项。

动态面板模型虽然纳入时间效应，但不能消除不可观察的省市固定效应。同时，解释变量可能存在内生性问题，这会导致估计结果产生偏差，使得估计参数的统计推断无效。Arellano 和 Bond(1991)、Arellano 和 Bover(1995)提出的广义矩估计方法(Generalized Method of Moments；GMM)可以有效消除省市固定效应和动态面板数据存在的内生性。这个估计方法首先通过差分来控制不可观察的时间和

---

① 在本节研究中，民营医院的发展水平可能是一个内生变量。如某一地区的医疗费用较高，会吸引民营医院进入该地区，因此民营医院的数量可能是内性的。内生性会导致一般 OLS 估计产生估计偏差。

固定效应。其次，使用前期的自变量和滞后因变量作为工具变量来克服内生性问题。为了消除固定效应，对式（1）进行一次差分，即：

$$y_{i,t}-y_{i,t-1}=\alpha(y_{i,t-1}-y_{i,t-2})+\beta(X_{i,t}-X_{i,t-1})+(\varepsilon_{i,t}-\varepsilon_{i,t-1}) \qquad (2)$$

从（2）式可以看出，它消除了不随时间变化的固定效应，但因变量的滞后项$(y_{i,t-1}-y_{i,t-2})$和$(\varepsilon_{i,t}-\varepsilon_{i,t-1})$存在相关关系，从而带来内生性问题，必须用工具变量加以解决①。

动态面板 GMM 估计的有效性取决于解释变量滞后项作为工具变量是否有效。有效的工具变量需要满足两个条件，第一，它必须和内生变量高度相关；第二，必须和误差项不相关。我们可以依据两种方法来判定工具变量是否有效。第一种是采用 Sargan 过度识别检验来判断工具变量的有效性。如果不能拒绝零假设就意味着工具变量与内生变量高度相关，工具变量是有效的。第二种是检验误差项是否存在二阶序列自相关。② 如果误差项存在二阶序列相关，则会导致工具变量与误差项存在相关性，带来估计偏差。

2. 变量选取与数据来源

（1）被解释变量。主要包括 6 个被解释变量，分别是：门诊人均次总费用、门诊人均次药费、门诊人均次检查费、住院人均次总费用、住院人均次药费、住院人均次检查费。

（2）解释变量。本书的主要解释变量是某一省市的民营医院发展水平。我们用各省市民营医院数量占总医院的比值来反映。其他

---

① 这是因为 $y_{i,t-1}$ 和 $\varepsilon_{i,t-1}$ 相关，故$(y_{i,t-1}-y_{i,t-2})$和$(\varepsilon_{i,t}-\varepsilon_{i,t-1})$存在相关关系。

② 如果误差项存在二阶序列相关，则意味着 $\varepsilon_{i,t}$、$\varepsilon_{i,t-1}$ 和 $\varepsilon_{i,t-2}$ 相关。从而导致工具变量 $y_{i,t-2}$ 与误差项$(\varepsilon_{i,t}-\varepsilon_{i,t-1})$存在相关关系。

解释变量包括:0~14 岁人口点总人口的比例、65 岁以上人口占总人口的比例、三级医院数量占总医院数量的比例(用来反映各省市医院的医疗服务质量)、每万人床位数(用来反映各省市医院的供给状况)、每万人医生数、医院固定资产总价值、新农合参加人口比例、城职保和城居保参加人口比例、人均国民生产总值。所有变量均来自 2008—2012 年《中国卫生统计年鉴》和《中国统计年鉴》。同时为了反映自变量和因变量之间的弹性关系,我们对所有变量均取对数。变量的定义和描述性分析如表 4-1 所示。

表 4-1　　　　　　　　**变量的定义和描述性分析**

定　义	平均值	标准差	最小值	最大值
被解释变量				
公立医院门诊人次均总费用的对数	4.192	0.935	0	5.176
公立医院门诊人次均药费的对数	4.186	0.915	0	5.124
公立医院门诊人次均检查费的对数	4.082	0.917	0	5.05
公立医院住院人次均费用的对数	4.242	0.95	0	5.22
公立医院住院人次均药费的对数	4.245	0.952	0	5.226
公立医院住院人次均检查费的对数	4.245	0.952	0	5.226
解释变量				
民营医院占总医院比例的对数	-1.414	0.594	-3.902	-0.459
0~14 岁人口占总人口比例的对数	-1.8073	0.275	-2.582	-1.301
65 岁以上人口占总人口比例的对数	-2.426	0.197	-3.031	-1.948
三级医院占总医院比例的对数	-2.834	0.487	-3.942	-1.883
每万人床位数的对数	3.238	0.281	2.659	3.852
政府补助占医院总收入比例的对数	-1.955	0.416	-2.801	-0.62
每万人医生数量的对数	2.256	0.309	1.598	3.155
医院总资产的对数	14.768	0.886	12.009	16.38
新农合参保率的对数	0.59	0.21	0.019	1.477
城职保和城居保参保率的对数	0.274	0.146	0.067	0.709
人均 GDP 的对数	10.20	0.541	8.83	11.44

二、分析结果

1. 描述性分析

为了直观地反映各省市民营医院发展水平与医疗费用的关系，我们分别画出了民营医院发展水平与公立医院不同类型医疗费用两者之间的散点图。从图 4-1 可以看出，民营医院发展与门诊人均次药费和住院人均次费用之间存在负向关系，但和其他类型的费用支出存在正向关系。这说明，民营医院发展对公立医院医疗费用水平的影响存在着较大的差异性。需要指出的是，图 4-1 中反映的关系并没有控制其他变量，仅仅反映了两个变量的相关关系。因此，我们需要加入其他控制变量，通过动态面板数据 GMM 方法作进一步的估计与分析，以识别民营医院发展对公立医院医疗费用支出水平的净影响。

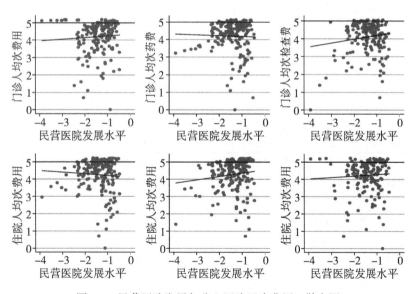

图 4-1　民营医院发展与公立医院医疗费用：散点图

2. 估计结果与讨论

动态面板数据有两种估计方法：差分 GMM(difference-GMM) 和系统 GMM(system-GMM)。与差分 GMM 相比，系统 GMM 估计可以通过增加原始水平值的回归方程来弥补仅仅使用回归差分方程的不足和解决弱工具变量问题。我们分别报告了差分 GMM 和系统 GMM 的回归结果，以检验回归结果的稳健性。表 4-2 报告了民营医院发展对公立医院不同类型门诊费用影响的估计结果。可以看出，二阶序列相关 AR(2) 的检验结果 p 值均大于 0.1，不能拒绝估计方程的误差项不存在二阶序列相关的假设。同时，Sargan 过度识别检验结果 p 值也均大于 0.1，不能拒绝工具变量有效性的原假设。这说明了模型设定的合理性和工具变量的有效性。

表 4-2   民营医院发展对公立医院门诊费用的影响

变量	门诊人均总费用		门诊人均药费		门诊人均检查费	
	差分 GMM	系统 GMM	差分 GMM	系统 GMM	差分 GMM	系统 GMM
被解释变量滞后一期	0.139	0.294***	-0.042	0.633***	0.519***	0.835***
	(0.223)	(0.046)	(0.144)	(0.040)	(0.152)	(0.159)
被解释变量滞后二期	-0.028	-0.090***	0.054	0.071***	0.127	1.218***
	(0.066)	(0.019)	(0.039)	(0.011)	(0.155)	(0.078)
民营医院占总医院比例的对数	-0.037	-0.233	-0.651**	-0.296***	-1.013**	-0.817***
	(0.366)	(0.199)	(0.273)	(0.084)	(0.466)	(0.298)
0~14 岁人口占总人口比例的对数	-0.148	-0.092	0.236	-0.370	-0.284	-5.898***
	(0.864)	(0.390)	(0.423)	(0.413)	(1.030)	(0.784)
65 岁以上人口占总人口比例的对数	-0.400	-0.143	0.185	0.544***	-1.706	-0.355
	(0.428)	(0.167)	(0.516)	(0.174)	(2.647)	(0.533)

续表

变量	门诊人均总费用		门诊人均药费		门诊人均检查费	
	差分 GMM	系统 GMM	差分 GMM	系统 GMM	差分 GMM	系统 GMM
三级医院占总医院比例的对数	0.084	−0.117	−0.203	−0.602***	−0.359	−0.946***
	(0.400)	(0.097)	(0.316)	(0.150)	(0.392)	(0.274)
每万人床位数的对数	−0.499	−0.271	−0.182	−0.054	−9.030***	−1.393***
	(1.280)	(0.362)	(0.904)	(0.141)	(1.433)	(0.385)
政府补助占医院总收入比例的对数	−0.844	−0.394	−0.506	0.455***	2.770***	1.464***
	(0.779)	(0.256)	(0.556)	(0.142)	(0.585)	(0.414)
每万人医生数量的对数	0.046	−0.672**	−0.751	−0.817***	−0.132	−6.910***
	(1.233)	(0.319)	(0.750)	(0.276)	(1.245)	(0.757)
医院总资产的对数	0.240	0.029	−0.186	0.062	0.331	0.945***
	(0.722)	(0.211)	(0.360)	(0.068)	(0.251)	(0.303)
新农合参保率的对数	0.214	0.424*	−0.058	−0.078	−0.315	−0.297
	(0.227)	(0.256)	(0.084)	(0.111)	(0.203)	(0.349)
城职保和城居保参保率的对数	0.982	1.315	0.857	0.643	−3.876***	−0.866
	(1.964)	(1.005)	(0.806)	(0.912)	(1.305)	(2.467)
人均 GDP 的对数	1.107***	1.243***	0.453	0.187**	1.533***	−0.118
	(0.269)	(0.134)	(0.413)	(0.092)	(0.407)	(0.192)
常数项	−8.582	−7.669***	5.985	4.873***	86.592***	2.163
	(6.391)	(2.296)	(8.737)	(1.049)	(14.756)	(4.405)
观察值数量	90	121	90	121	90	121
F 检验 p 值	0.000	0.000	0.000	0.000	0.000	0.000
AR(1)p 值	0.063	0.107	0.361	0.18	0.84	0.725
AR(2)p 值	0.409	0.805	0.151	0.12	0.18	0.33
Sargan 检验 p 值	0.754	0.919	0.919	0.431	0.172	0.377

　　表4-2第一列报告了民营医院发展对公立医院门诊人均次总费用的影响。无论是差分GMM还是系统GMM，系数值均为负值，但不具有显著性。表明民营医院发展对公立医院门诊人均总费用不具有明显的降低作用。从第二列（门诊人均次药费）和第三列（门诊人均次检查费）的影响来看，差分GMM和系统GMM的估计均为负值，且在5%显著性水平上具有显著性。具体来说，民营医院占总医院的比例每增加10%，门诊人均次药费将下降2.96%～6.51%，门诊人均次检查费将下降8.17%～10.13%。这说明，发展民营医院有助于降低公立医院门诊服务的药费和检查费，缓解居民的"看病贵"问题。在其他变量的影响方面：①从门诊人均次总费用费用的结果来看，每万人医院数量的增加将会显著降低门诊人次总费用（系数-0.672，$p<0.05$），说明医生数量的增加可以有效降低医疗服务价格。新农合参加比例的增加会导致门诊人均次费用的增加。这说明，新农合没有降低参保人的门诊医疗费用。这与封进等人（2010）、顾欣和方黎明（2007）、杨金侠和李士雪（2006）以及孙晓筠等（2006）的研究结论是一致的。他们的研究发现，新农合的主要受益者是医疗机构而非农民。新农合会改变医院和医生的行为，导致医疗费用上涨。人均GDP的增加会导致门诊人均次费用的增加，说明门诊医疗服务是一种正常品，伴随着收入水平的提高，人们对医疗服务的需求也会增加；②从门诊人均次药费的估计结果来看，65岁以上人口比例上升会增加门诊人均次药费，这也说明了老年人是药品的主要消费人群。三级医院占总医院的比重和医生数量的增加会降低门诊人次药费，政府补助水平的增加是增加了门诊人均次药费。这可能反映了医院的套利行为，即为了获得更多的政府补助，而开更多的药品；③从门诊人均次检查费的估计结果来看，0～14岁人口占总人口的比例、三级医院占总医院的比例、每万人床位数、每万人医生数量降低了人均次检查费，但政府财政补

助水平和医院总资产(主要是医疗设备)增加了门诊人均次检查费。这表明,医院医疗设备的增加会诱导患者进行更多的检查。

表4-3报告了民营医院发展对公立医院住院费用的影响。可以看出,民营医院发展对住院人均次费用有显著的负向影响(系统GMM估计结果系数-0.616,在10%显著性水平上显著)。民营医院占总医院的比例每增加10%,住院人均总费用将下降6.16%。这说明,民营医院发展可以显著降低住院人均总费用水平。此外,民营医院发展对住院人均药费和住院人均检查费均没有显著的影响。其他控制变量方面,65岁以上人口比例对住院人均次检查费有显著的正向影响,说明老龄化会增加住院检查费用支出。人均GDP水平对住院人均费用、住院人均药费和住院人均检查费均有显著的正向影响,其他变量对住院费用的影响均不显著。

表4-3　　民营医院发展对公立医院住院费用的影响

变量	住院人均总费用		住院人均药费		住院人均检查费	
	差分 GMM	系统 GMM	差分 GMM	系统 GMM	差分 GMM	系统 GMM
被解释变量滞后一期	0.548***	0.583**	0.613***	0.603***	-0.616*	-0.029
	(0.143)	(0.277)	(0.079)	(0.070)	(0.340)	(0.346)
被解释变量滞后二期	0.017	0.160	-0.201**	-0.153	-0.766***	-0.478*
	(0.037)	(0.102)	(0.091)	(0.100)	(0.203)	(0.278)
民营医院占总医院比例的对数	-0.087	-0.616*	0.020	-0.023	0.414	-0.418
	(0.196)	(0.360)	(0.276)	(0.129)	(0.674)	(0.831)
0~14岁人口占总人口比例的对数	0.347	0.727	0.828	-0.285	1.566	-1.705
	(0.642)	(0.762)	(0.931)	(0.466)	(2.125)	(2.771)
65岁以上人口占总人口比例的对数	-0.054	-0.545	-0.061	-0.151	2.912	2.858**
	(0.352)	(0.587)	(0.325)	(0.234)	(1.861)	(1.245)

续表

变量	住院人均总费用		住院人均药费		住院人均检查费	
	差分 GMM	系统 GMM	差分 GMM	系统 GMM	差分 GMM	系统 GMM
三级医院占总医院比例的对数	-0.117	-0.498	-0.115	0.086	0.508	0.856
	(0.203)	(0.338)	(0.201)	(0.113)	(0.905)	(1.130)
每万人床位数的对数	0.494	0.808	-0.195	0.244	2.667	-0.050
	(0.589)	(0.654)	(0.810)	(0.220)	(2.675)	(1.028)
政府补助占医院总收入比例的对数	0.015	0.035	-0.013	-0.215	-2.033	-2.359
	(0.238)	(0.399)	(0.262)	(0.182)	(1.354)	(1.268)
每万人医生数量的对数	-0.136	-0.971	0.924	0.356	-0.105	-2.405
	(0.669)	(1.073)	(0.897)	(0.496)	(2.276)	(3.451)
医院总资产的对数	-0.079	-0.150	-0.138	-0.140	-1.296	-1.465
	(0.194)	(0.198)	(0.234)	(0.258)	(1.373)	(0.923)
新农合参保率的对数	-0.021	0.110	0.093	0.057	0.126	0.808
	(0.123)	(0.363)	(0.071)	(0.177)	(0.295)	(0.637)
城职保和城居保参保率的对数	-0.505	0.632	-0.279	-0.527	-3.087	3.567
	(0.759)	(2.151)	(0.668)	(0.436)	(2.552)	(7.492)
人均 GDP 的对数	0.188	0.388 **	0.386	0.321 ***	0.682	2.919 **
	(0.118)	(0.191)	(0.237)	(0.117)	(0.930)	(1.145)
常数项	-3.820	-9.881	2.093	-3.271	0.321	3.883
	(5.073)	(6.725)	(9.149)	(3.317)	(14.223)	(18.251)
观察值数量	90	121	90	121	90	121
F 检验 p 值	0.000	0.000	0.000	0.000	0.000	0.000
AR(1) p 值	0.024	0.165	0.209	0.176	0.566	0.357
AR(2) p 值	0.792	0.912	0.538	0.678	0.662	0.766
Sargan 检验 p 值	0.122	0.267	0.149	0.409	0.368	0.222

三、研究结论

本节采用 2008—2012 年省级动态面板数据 GMM 方法，实证分析民营医院发展对公立医院门诊费用和住院费用的影响。估计结果表明，民营医院发展对于降低我国医疗费用具有一定的作用。具体来说，民营医院发展可以显著降低公立医院门诊人均次药费、公立医院门诊人均次检查费和公立医院人均次住院人均次费用。这意味着，开放医疗服务市场，鼓励民营医院进入，可以在一定程度上缓解居民的"看病贵"问题。

估计结果还显示，医生数量的增加可以显著降低门诊人均次总费用、门诊人均次药费和门诊人均次检查费，这说明医生服务供给的增加、竞争的加剧有利于降低门诊费用。新型农村合作医疗的实施改变公立医院尤其是基层乡镇卫生院医生的行为，导致医疗费用的过快上涨，农民并没有从中受益。此外，医院固定资产（医疗设备）的数量上升显著增加了门诊人均次检查费，说明我国公立医院存在着医疗设备诱导需求和过度检查问题。

鼓励和促进民营医院的发展是近年来我国医疗卫生体制改革的重要内容。2010 年国务院办公厅〈转发发展改革委卫生部等部门关于进一步鼓励和引导社会资本举办医疗机构意见的通知〉（国办发［2010］58 号）、2012 年《卫生部〈关于社会资本举办医疗机构性质的通知〉》（卫办医政函［2012］452 号）、2013 年《国务院关于促进健康服务业发展的若干意见》（国发［2013］40 号）和《关于加快发展社会资本办医的若干意见》（国卫体改发［2013］54 号）等文件均明确提出鼓励和发展民营医疗机构。然而，民营医院在现实中仍然存在准入、规划、编制、评级、科研、定价和医保等七个方面的问题（蔡江南，2014）。促进民营医院的发展，关键是破解民营医院在制度环境方面仍然面临着不公平的待遇的难题，在税收、人员招聘和晋升、医保定点、新项目申请、提供急诊急救服务和预防保健服务等方面享受和公立医院相同的政策。只有这样，民营医院才能迎来发展的春天。

第三节　民营医院和公立医院的费用比较：基于患者个体数据的实证分析

一、方法与数据

1. 研究方法

为分析公立医院和民营医院在患者医疗费用上是否存在差异，我们可以建立如下计量模型进行模型估计：

$$\ln H_i = \alpha_0 + \alpha_1 PUBLIC_i + \delta X_i + \gamma C_i + \xi T + \varepsilon_i \tag{1}$$

上式中，$\ln H_i$ 表示患者 i 最近一次门诊或住院的总费用，$PUBLIC_i$ 表示患者就诊的医院类型，即是公立医院还是民营医院，X_i 是影响患者医疗费用的其他变量，包括年龄、性别、婚姻状况、自评健康状况、慢性病状况等，C_i 是与患者社会经济地位有关的变量，包括户口类型、教育程度、保险状况、家庭人均收入水平等，T 是反映年份的哑变量，α_0 是截距项，ε_{it} 是误差项。

使用 OLS 估计式(1)时，必须要求模型满足正交假定条件，即估计变量与误差项不相关，$Cov(PUBLIC_i, \varepsilon_i) = 0$。否则，OLS 模型的估计结果将是有偏的(biased)。

患者就医对医疗机构类型的选择很可能是内生变量。如，级别较高的医院更容易吸引那些病情严重的患者。因此，医疗费用支出

127

有可能是患者疾病严重状况和医疗服务质量决定的。Gowrisankaran & Town(1990)指出，如果病人对医院的选择与不可观察到的疾病严重程度和医疗服务质量相关，那么医院选择的变量就是内生变量，OLS模型估计将会带来偏差。其他的一些研究(如 McClellan et al.，1994；Stukel et al.，2007)也认为病人对医疗机构的选择是内生变量。

为了消除不随时间变化的不可观察变量(time-invariant unobservables)对模型估计的影响，我们可以建立如下面板固定效应模型：

$$\ln H_{it} = \alpha_0 + \alpha_1 PUBLIC_{it} + \delta X_{it} + \gamma C_{it} + \mu_i + \varepsilon_{it} \qquad (2)$$

模型(2)可以消除不随时间变化的不可观察变量的影响，但不能解决反向因果关系和随时间变化的不可观察变量的影响。因此，我们使用两阶段工具变量法(Instrumental variable)进行估计。第一阶段(first stage)模型可以表示为：

$$PUBLIC_{it} = \beta_0 + \varphi Z_{it} + \xi X_{it} + \psi C_{it} + \nu_{it} \qquad (3)$$

模型(3)中，$PUBLIC_{it}$ 为内生变量，Z_{it} 为工具变量。

第二阶段(second stage)使用第一阶段的预测值放入模型(1)进入回归。模型估计结果的有效性取决于选取的工具变量是否有效。有效的工具变量必须满足两个条件：第一，必须是外生变量(exclusion restriction)，即 $Cov(Z_{it}, \varepsilon_i) = 0$；第二，必须与内生变量高度相关(relevance condition)，即 $Cov(Z_{it}, PUBLIC_{it}) \neq 0$。在本研究中，我们选取患者到就诊医疗机构的距离(连续变量)来作为工具变量，其有效性到以前的相关文献中已得到证实(McClellan et al.，1994；Gowrisankaran and Town，1999；Stukel at al.，2007；Kahn et al.，2009)。到医疗机构的距离直接影响到患者去医疗机构就诊的可能性，但与患者医疗费用无关。也就是说，患者不太可能根据医疗费用的高低来选取居住地方。

2. 数据来源

本节的研究数据来源于中国健康与养老追踪调查(China Health and Retirement Longitudinal Study，CHARLS)2011 年和 2013 年的数据。CHARLS 是对中国中老年人进行的一项全国性调查，调查对象是随机抽取的家庭中 45 岁及以上的中国城乡居民。该调查由北京大学国家发展研究院实施，每两年进行一次。调查包括家户调查和社区调查两个部分。问卷内容涵盖了人口学背景、健康状况和功能、医疗保健和保险、工作、退休和养老金，家庭和个人的收入、支出与资产等方面的信息。2011 年基线调查共调查了全国 28 个省、市 150 个县区的 450 个 PSU(村庄或社区)，成功访问了 10257 户家庭的 17708 个个人。2013 年是在 2011 年的基础上所做的追踪调查，共成功访问 18594 人。

根据研究需要，我们把分析样本限定在 45 岁及以上最近一次看病发生门诊医疗费用或住院费用的人群。删除有缺失值的样本后，门诊费用样本共 6937 人，其中 2011 年 3191 人，2013 年 3746人。住院费用样本共 3719 人，其中 2011 年 1513 人，2013 年 2206人。所有变量的定义如表 4-4 所示：

表 4-4　　　　　　　　　　　变量定义表

变量名称	定　　义
被解释变量	
门诊总费用的对数	连续变量：最近一次门诊就诊总费用，包括药费和诊疗费等

续表

变量名称	定 义
住院总费用的对数	连续变量：最近一次住院支付给医院的总费用，包括病床位费
解释变量	
就诊医疗机构类型	公立医疗机构=1，私立医疗机构=0
年龄	连续变量：调查年份被调查者的年龄
年龄的平方	连续变量
性别	哑变量：女性=1，男性=0
教育程度： （对照组=未受过教育）	
小学及小学以下	哑变量：小学及小学以下=1，其他=0
初中/高中/中专	哑变量：初中/高中/中专=1，其他=0
大学及以上	哑变量：大学及以上=1，其他=0
婚姻状况：对照组=未婚	哑变量：未婚=1，其他=0
已婚	哑变量：已婚=1，其他=0
分居/离婚/丧偶	哑变量：分居/离婚/丧偶=1，其他=0
户口状况	哑变量：农业户口=1，其他=0
自评健康状况	哑变量：自评健康状况好=0，其他=0
保险状况： 对照组=无任何保险	
城职保	哑变量：参加城镇职工基本医疗保险=1，否=0
城居保	哑变量：参加城镇居民基本医疗保险=1，否=0
新农合	哑变量：参加新型农村合作医疗=1，否=0
城乡保	哑变量：参加城乡居民医疗保险=1，否=0
公费医疗	哑变量：享受公费医疗=1，否=0
医疗救助	哑变量：接受医疗救助=1，否=0
商业医疗保险	哑变量：参加商业医疗保险=1，否=0
家庭人均收入水平的对数	连续变量：家庭总收入除总人数的对数

续表

变量名称	定　　义
慢性病状况：	
对照组＝无任何慢性病	
高血压	哑变量：患有高血压＝1，其他＝0
血脂异常	哑变量：血脂异常＝1，其他＝0
糖尿病	哑变量：糖尿病＝1，其他＝0
癌症等恶性肿瘤	哑变量：癌症等恶性肿瘤＝1，其他＝0
慢性肺部疾患	哑变量：慢性肺部疾患＝1，其他＝0
肝脏疾病	哑变量：肝脏疾病＝1，其他＝0
心脏病	哑变量：心脏病＝1，其他＝0
中风	哑变量：中风＝1，其他＝0
肾脏疾病	哑变量：肾脏疾病＝1，其他＝0
胃癌疾病或消化系统疾病	哑变量：胃癌疾病或消化系统疾病＝1，其他＝0
情感及精神方面问题	哑变量：情感及精神方面问题＝1，其他＝0
与记忆相关的疾病	哑变量：与记忆相关的疾病＝1，其他＝0
关节炎或风湿病	哑变量：关节炎或风湿病＝1，其他＝0
哮喘	哑变量：哮喘＝1，其他＝0
医疗机构级别：	
对照组＝其他级别	
县／市／区级医疗机构	哑变量：县／市／区级医疗机构＝1，其他＝0
地／市级医疗机构	哑变量：地／市级医疗机构＝1，其他＝0
省／部属医疗机构	哑变量：省／部属医疗机构＝1，其他＝0
军队医疗机构	哑变量：军队医疗机构＝1，其他＝0
年份2013：对照组＝2011	哑变量：2013年＝1，2011＝0
工具变量	
到门诊医疗机构的距离	连续变量
到住院医疗机构的距离	连续变量

二、分析结果与讨论

1. 描述性分析

表4-5和表4-6分别报告了门诊总费用和住院总费用样本的描述性分析结果。为了考察公立医疗机构和私立医院机构就诊患者在医疗总费用和其他特征上是否存在差异，我们报告了 t 检验值。从表4-5可以看出，公立医院的平均门诊总费用显著高于私立医疗机构的平均门诊总费用($t=-18.53$ ， $p<0.01$)。从患者个体特征来看，教育程度为初中、高中、中专、大学及以上的居民更多地选择到公立医疗机构就诊。参加城镇职工基本医疗保险、城镇居民基本医疗保险、公费医疗和商业医疗保险的居民更多地选择公立医疗机构。家庭人均水平越高的越多地选择公立医疗机构。各种类型慢性病的人群也更多地选择公立医疗机构就诊。而年龄、性别、婚姻状况、户口状况和自评健康状况等变量对患者医疗机构的选择影响不显著。

表4-5   门诊费用样本描述性分析结果

	公立医疗机构	私立医疗机构	t 值(自由度=5687)
门诊总费用的对数	5.359 (1.970)	4.273 (1.605)	−18.53***
年龄	61.32 (10.17)	61.36 (9.909)	−0.438
性别	0.568 (0.495)	0.591 (0.492)	1.492
未受过教育	0.209 (0.406)	0.243 (0.429)	2.639
小学及小学以下	0.303 (0.460)	0.308 (0.462)	0.284
初中/高中/中专	0.244 (0.430)	0.164 (0.370)	−6.228***
大学及以上	0.0236 (0.152)	0.0073 (0.0852)	−3.789***

续表

	公立医疗机构	私立医疗机构	t 值(自由度 = 5687)
未婚	0.00694 (0.0831)	0.0073 (0.0852)	0.139
已婚	0.863 (0.344)	0.856 (0.351)	−0.596
分居/离婚/丧偶	0.131 (0.337)	0.137 (0.344)	0.575
户口状况	0.730 (0.444)	0.835 (0.371)	7.941
自评健康状况	0.119 (0.324)	0.110 (0.313)	−0.927
无任何保险	0.0329 (0.178)	0.0387 (0.193)	1.036
城职保	0.157 (0.364)	0.073 (0.260)	−7.95***
城居保	0.0556 (0.229)	0.0453 (0.208)	−1.477*
新农合	0.706 (0.456)	0.817 (0.387)	8.089
城乡保	0.0167 (0.128)	0.0161 (0.126)	−0.151
公费医疗	0.0299 (0.170)	0.00730 (0.0852)	−4.719***
医疗救助	0.00162 (0.0402)	0.00146 (0.0382)	−0.129
商业医疗保险	0.0243 (0.154)	0.0161 (0.126)	−1.798**
家庭人均收入水平的对数	7.286 (3.084)	6.610 (3.294)	−6.92***
年份 2013	0.589 (0.492)	0.853 (0.354)	18.433
观察值数量	4320	1369	

从表4-6可以看出，公立医疗机构和私立医疗机构在住院总费用上也存在显著差异($t = -6.095$, $p < 0.01$)。公立医疗机构总费用显著高于私立医疗机构总费用。在其他变量方面，农村户口居民较多去私立医疗机构就诊；自评健康状况较好的居民较多地去公立医疗机构就诊。从保险状况来看，参加城镇职工基本医疗保险和公费医疗的居民较多地去公立医疗机构就诊，新型农村合作医疗的参保患者则较多地去私立医疗机构就诊。其他特征方面，患者对就诊医

疗机构的选择不具有显著差异。

表 4-6　　　　住院费用样本主要变量描述性分析结果

	公立医疗机构	私立医疗机构	T 值(自由度＝2985)
住院总费用的对数	8.272(1.383)	7.636(1.482)	−6.095***
年龄	62.21(10.41)	61.32(10.47)	−0.975
性别	0.502(0.500)	0.529(0.500)	0.722
未上过学	0.214(0.411)	0.259(0.439)	1.446
小学及以下	0.329(0.47)	0.354(0.48)	0.7163
初中/高中/中专	0.217(0.412)	0.169(0.376)	−1.556
大学及以上	0.0186(0.135)	0.0159(0.125)	−0.268
未婚	0.005(0.0706)	0.0106(0.103)	1.017
已婚	0.853(0.354)	0.841(0.366)	−0.430
分居/离婚/丧偶	0.142(0.349)	0.148(0.356)	0.238
户口状况	0.730(0.444)	0.835(0.372)	3.182***
自评健康状况	0.114(0.318)	0.0476(0.214)	−2.818**
无任何保险	0.029(0.168)	0.0423(0.202)	1.047
城职保	0.157(0.364)	0.111(0.315)	−1.7**
城居保	0.045(0.207)	0.0635(0.244)	1.170
新农合	0.719(0.450)	0.767(0.424)	1.439*
城乡保	0.019(0.136)	0.0106(0.103)	−0.827
公费医疗	0.0264(0.160)	0.0106(0.103)	−1.34*
医疗救助	0.00322(0.0566)	0.00529(0.0727)	0.478
商业医疗保险	0.0211(0.144)	0.0106(0.103)	−0.988
家庭人均收入水平的对数	7.100(3.113)	7.094(2.788)	−0.027
年份2013	0.586(0.493)	0.593(0.493)	0.175
观察值数量	2798	189	

2. 回归分析结果

表 4-7 报告了门诊总费用样本的回归结果。我们分别报告了
OLS，固定效应模型（FE）、随机效应模型（RE）和工具变量（IV）的
回归分析结果。首先从 OLS 回归结果看，公立医院机构的门诊总
费用显著高于私立医疗机构，且在 1% 显著性水平上显著。这意味
着从平均上看，公立医院门诊总费用比私立医疗机构高 40% 左
右。当我们用固定效应和随机效应控制不随时间变化的不可观察
变量的影响时发现，公立医疗机构的门诊总费用仍显著高于私立
医疗机构。更进一步，当我们运用工具变量法控制随时间变化的
不可观察变量的影响时发现，公立医疗机构的门诊总费用与私立
医疗机构不存在明显差异。此外，从回归结果还可以看出，门诊
医疗总费用与个人自评健康状况负相关。自评健康越好，门诊总
费用越低。

表 4-7 门诊总费用的回归结果

	OLS	固定效应（FE）	随机效应（RE）	工具变量（IV）	
				第一阶段	第二阶段
公立医疗机构	0.4***	0.788**	0.401***		−25.159
	(0.064)	(0.328)	(0.064)		(18.196)
年龄	−0.015	0.109	0.004	0.00098	0.034
	(0.031)	(0.195)	(0.004)	(0.0007)	(0.024)
女性	0.020	−2.733***	0.017	−0.003	−0.063
	(0.050)	(0.811)	(0.051)	(0.012)	(0.301)
小学及以下	−0.094	−1.214**	−0.094	−0.022	−0.674
	(0.061)	(0.617)	(0.060)	(0.015)	(0.503)
初中/高中/中专	−0.150*	−2.115	−0.141*	−0.011	−0.375
	(0.079)	(1.392)	(0.077)	(0.017)	(0.458)

续表

	OLS	固定效应（FE）	随机效应（RE）	工具变量(IV)第一阶段	第二阶段
大学及以上	−0.61***	1.132	−0.598***	−0.025	−1.299
	(0.207)	(1.054)	(0.206)	(0.034)	(0.951)
已婚	0.448*	−0.400	0.429*	−0.053	−0.800
	(0.237)	(0.951)	(0.234)	(0.058)	(1.772)
分居/离婚/丧偶	0.293	0.113	0.281	−0.035	−0.455
	(0.248)	(0.951)	(0.246)	(0.061)	(1.714)
农村户口	0.088	−0.602	0.082	0.032	1.049
	(0.107)	(0.666)	(0.106)	(0.023)	(0.735)
自评健康状况好	−0.307***	−0.094	−0.301***	−0.003	−0.356
	(0.077)	(0.623)	(0.076)	(0.017)	(0.488)
城职保	0.092	1.876*	0.082	0.042	1.258
	(0.148)	(0.965)	(0.147)	(0.028)	(0.974)
城居保	−0.052	−0.520	−0.068	0.01	0.237
	(0.153)	(0.537)	(0.153)	(0.031)	(0.802)
新农合	0.052	0.033	0.051	0.011	0.353
	(0.108)	(0.709)	(0.109)	(0.028)	(0.711)
城乡保	−0.151	0.392	−0.153	0.048	1.103
	(0.203)	(1.192)	(0.203)	(0.05)	(1.413)
公费医疗	−0.312	−1.285**	−0.309	0.058*	1.186
	(0.252)	(0.634)	(0.252)	(0.031)	(1.160)
医疗救助	0.830	2.299*	0.818	0.199	5.348
	(0.731)	(1.193)	(0.724)	(0.067)**	(3.699)
商业医疗保险	0.038	0.705	0.033	0.00023	0.112
	(0.172)	(0.903)	(0.171)	(0.034)	(0.948)

续表

	OLS	固定效应 （FE）	随机效应 （RE）	工具变量（IV） 第一阶段	工具变量（IV） 第二阶段
家庭人均收入对数	-0.040 ***	-0.033	-0.039 ***	0.0009	-0.011
	(0.008)	(0.050)	(0.008)	(0.002)	(0.058)
常数项	4.225 ***	1.052	3.661 ***	21.297 ***	21.297 *
	(1.011)	(11.862)	(0.360)	(11.15)	(11.151)
工具变量（IV）： 到医疗机构的距离				-0.00012 **	
				(0.0001)	
是否控制慢性病类型	是	是	是	是	是
是否控制医疗 机构等级	是	是	是	是	是
是否控制年份 固定效应	是	是	是	是	是
观察值数量	5613	5613	5613	3965	3965
Hausman Test （p value）	33.77(0.621)				
Weak identification test					
Cragg-Donald Wald F-statistic	20.58　　p value = 0.004				
Stock-Yogo Weak ID test critical value	16.38				
Endogeneity test	34.5827　　p value = 0.000				

注：括号内为稳健标准误；所有回归方程均加入 cluster(communityID) 选项，以纠正误差项序列相关；下同。

从工具变量的回归结果来看，第一段回归结果显示，到医疗机构距离与患者对医疗机构的选择负相关（系数 = -0.00012, p <

0.05)。说明患者到医院的距离越远，选择去该医疗机构就诊的可能性越低。工具变量有效的检验方面，Cragg-Donald Wald F 统计值为 20.58，超过 Stock-Yogo Weak 检验 16.38 的临界值，说明研究选取的工具变量是有效的工具变量。此外，内生性检验表明，患者去医疗机构的选择具有内生性($p<0.001$)。

表 4-8 报告了住院总费用的回归结果。从 OLS 回归结果来看，公立医院的住院总费用高于民营医院(系数 = 0.234，$p<0.05$)。面板模型的 Hausman 检验支持随机效应模型($p>0.1$)。从随机效应的回归结果来看，公立医院的住院总费用仍高于民营医院。进一步地，当我们用工具变量控制内生性时，系数值虽然有所下降，但仍十分显著(系数 = 0.1824，$p<0.001$)。第一阶段回归结果显示，患者到医疗机构的距离与选择就医的可能呈高度负相关(系数 = -0.00072，$p<0.001$)。Cragg-Donald Wald F 统计值为 25.88，超过 Stock-Yogo Weak 检验 16.38 的临界值，这再次说明选取的工具变量是有效的。

表 4-8　　　　　　　　　　住院总费用的回归结果

	OLS	固定效应 (FE)	随机效应 (RE)	工具变量(IV)	
				第一阶段	第二阶段
公立医疗机构	0.234**	-1.979***	0.234**		0.1824***
	(0.106)	(0.602)	(0.106)		(0.002)
年龄	-0.001	0.588	-0.001	0.00039	0.002
	(0.003)	(0.867)	(0.003)	(0.0006)	(0.005)
女性	-0.175***		-0.175***	0.002	-0.143*
	(0.049)		(0.049)	(0.01)	(0.077)
小学及以下	-0.045	1.374	-0.045	-0.001	-0.041
	(0.060)	(1.315)	(0.060)	(0.011)	(0.089)

续表

	OLS	固定效应 （FE）	随机效应 （RE）	工具变量（IV）	
				第一阶段	第二阶段
初中/高中/中专	−0.060	0.873	−0.060	0.006	−0.012
	(0.072)	(1.362)	(0.072)	(0.015)	(0.115)
大学及以上	0.147		0.147	−0.036	−0.070
	(0.183)		(0.183)	(0.038)	(0.300)
已婚	0.234	1.750*	0.234	0.076	0.840
	(0.229)	(0.923)	(0.229)	(0.069)	(0.554)
分居/离婚/丧偶	0.218		0.218	0.076	0.758
	(0.227)		(0.227)	(0.069)	(0.563)
农村户口	−0.191	−0.983*	−0.191	−0.038	−0.394**
	(0.119)	(0.574)	(0.119)	(0.019)	(0.162)
自评健康状况好	−0.132*	−2.015*	−0.132*	0.039***	0.159
	(0.075)	(1.109)	(0.075)	(0.015)	(0.140)
城职保	0.047	0.541	0.047	−0.021	−0.031
	(0.156)	(0.851)	(0.156)	(0.025)	(0.199)
城居保	−0.041	0.839	−0.041	−0.037	−0.307
	(0.175)	(0.915)	(0.175)	(0.029)	(0.240)
新农合	0.055	−0.756	0.055	0.021	0.164
	(0.134)	(1.151)	(0.134)	(0.023)	(0.183)
城乡保	0.104		0.104	0.058	0.440
	(0.169)		(0.169)	(0.039)	(0.328)
公费医疗	−0.189	0.975	−0.189	−0.002*	−0.179
	(0.283)	(1.581)	(0.283)	(0.036)	(0.277)
医疗救助	−0.402	1.339	−0.402	−0.015	−0.452
	(0.917)	(1.113)	(0.917)	(0.077)	(0.602)

续表

	OLS	固定效应 （FE）	随机效应 （RE）	工具变量（IV）	
				第一阶段	第二阶段
商业医疗保险	0.304*	−0.005	0.304*	0.022	0.413
	(0.156)	(0.608)	(0.156)	(0.033)	(0.260)
家庭人均收入对数	−0.003	−0.026	−0.003	−0.001	−0.014
	(0.008)	(0.074)	(0.008)	(0.002)	(0.013)
常数项	6.939***	−27.556	6.939***	0.796***	11.549***
	(0.379)	(52.310)	(0.379)	(0.086)	(1.656)
工具变量（IV）： 到医疗机构的距离				−0.00072*** (0.000018)	
是否控制慢性病类型	是	是	是	是	是
是否控制医疗机构等级	是	是	是	是	是
是否控制年份固定效应	是	是	是	是	是
观察值数量	2957	2957	2957	3965	2810
Hausman Test （p value）	20.51(0.956)				
Weak identification test					
Cragg-Donald Wald F-statistic	25.88 p value = 0.004				
Stock-Yogo Weak ID test critical value	16.38				
Endogeneity test	24.02 p value = 0.000				

在其他变量的影响方面,女性的住院总费用低于男性,农村户口居民的住院总费用低于非农村户口居民,其他变量对住院总费用

的影响均不显著。

三、研究结论

本节使用2011年和2013年中国健康与养老追踪调查中患者门诊和住院费用的数据，研究公立医院与民营医院在患者医疗费用上是否存在差异。为克服患者就医选择行为的内生性，在 OLS 回归的基础上，我们又分别运用固定效应模型和工具变量法进行回归。实证研究发现，患者在公立医院和民营医院就诊的门诊总费用不存在显著差异，但在公立医院的住院总费用要比民营医院显著高出18.2%。这也说明，民营医院的发展有助于缓解居民的"看病贵"问题。

中国的医疗卫生体制应把民营医院的发展作为下一步改革的重点。民营医院的发展不仅可以增加医疗服务的供给，而且可以给公立医院以竞争压力，以降低公立医院的医疗费用。政府应在市场准入、医院评级、医保定点、医药定价等方面切实放开管制，给民营医院以公平的发展环境。唯有如此，公立医院的改革才能取得预期效果。

本 章 小 结

本章首先对国内外相关文献进行综述。国外学者的大多研究均发现公立医院和民营医院(营利性医院)在医疗费用上不存在明显的差异。由于中国医疗卫生服务市场(高度垄断、缺乏竞争)与国外(高度竞争)存在较大的差异，国外的研究结论未必适用于中国。基于2008—2012年省级动态面板数据，我们分别采用 OLS、固定效应模型和工具变量模型的研究发现，民营医院发展可以显著降低公立医院门诊人均次药费、公立医院门诊人均次检查费和公立医院人均次住院人均次费用。基于 2011 年和 2013 年中国健康与养老追踪调查患者层面的数据研究发现，公立医院和民营医院在门诊总费用上不存在显著差异，但在住院总费用上，公立医院要比民营医院高出 18%左右。因此，民营医院的发展可以在一定程度上降低居民的医疗费用支出，缓解"看病贵"问题。

第五章　公立医院医疗服务质量评估

医疗服务质量是医院的生命之本，是医院赖以生存和发展的基础。医疗服务质量关系到患者的生命和健康，是病人选择医院最直接、最主要的标准。提高医疗服务质量，确保医疗安全是检验和衡量医疗服务工作的标尺，也是医院绩效的核心指标之一。

伴随着医学科技的发展和新技术在临床的广泛运用，医疗事故和医疗诉讼不断增加，医疗服务质量成为世界各国关注的热点问题。美国医学研究院(Institute of Medicine，2000)基于1997年在美国三个州(科罗拉多、纽约、犹他)大规模基线调查的数据进行推断，2000年大约44000人死于医疗事故。这个数据远远高于因车祸、乳腺癌或者艾滋病的死亡人数。1995年澳大利亚的一项研究显示17%的住院病人发生过医疗事故，其中5%因此而丧失生命，而有一半的医疗事故是可以预防的。英国也有报告统计称10%的住院患者在治疗过程中出现过医疗差错(陆君等，2007)。低质量的医疗服务不仅危及患者的生命安全，而且会带来医疗纠纷、医闹等社会问题。数据显示，我国80%以上的医疗纠纷问题与医疗机构的医疗服务质量有关(王羽，2005)。因此，提高医疗服务质量，是缓解医患矛盾、减少医疗纠纷的重要举措。

第一节　相关文献综述

质量是一个抽象的概念，易于描述却难以操作，很难给出一个确定的定义。由于医疗服务质量存在高度的不确定性和信息不对称性，很难确定医疗服务质量的高低。在医疗领域，符合临床标准的治疗往往并不一定保证带来较好的治疗结果。因此，质量对于任何医疗卫生服务机构来说通常是一个难以确定的目标。

一、国外相关文献

美国医疗服务质量管理之父多纳伯迪安（Donabedian，1985）认为，医疗服务质量是指在医疗服务过程中，诊疗技术效果及生活服务符合标准及规定，满足患者需求的程度。多纳伯迪安的框架是基于质量的三个要素：结构（structure）、过程（Process）和结果（outcome）。这些要素已经成为医疗服务质量评估工具和标准的基石。

结构是指是医疗服务的提供者们所使用的工具与资源以及他们所工作的物质和组织环境的相对稳定特征，实质上就是指提供医疗服务的资源——硬件、人员和组织等条件。结构的概念包括提供医疗服务所需要的人力、物力和财力资源。具体来说包括专业人员的数量、教育和经验程度以及医院及其他机构的数量、规模、设施、设备、器械和地区分布。结构包括一所医院中医疗和护理人员的组织，包括是否存在质量分析的努力及其所有细节的性质。结构的基本特征是，它具有相对的稳定性，它的作用是生产服务，或者说是服务"环境"的一种特征，并且它影响提供医疗服务的种类。多纳伯迪安认为，良好的结构，即充足的资源和适当的系统设计，可能是保持和促进服务质量的最重要方式。

过程是构成整个医疗过程的所有医疗行为，包括诊断、治疗、手术、康复、预防、病人教育等，这其中不仅包括受过专业训练的医务人员，同时也包括病人自身及其家属。过程方面也包括诊断是否错误或延迟，是否遵循推荐的诊疗程序，是否采用恰当的手术或检查程序，是否存在医疗过失；医生和病人的沟通如何；最后的结果如何。过程评估最好是基于证据，它涉及服务过程本身的评价。

结果是指由于先前的健康服务导致的一个病人目前和未来的健

康状态的变化。基于一个相当宽泛的健康定义，除了通常强调的身体和生理方面的表现，还包括社会和心理功能的改善。更进一步，还包括患者的态度(包括满意度)，患者所获得的与健康有关的知识或与健康相关的行为的变化。所有这些或被视为目前健康状况的组成部分，或被认为有利于未来的健康状况。从宏观角度来讲，医疗结果是衡量一个地区整个医疗体系的医疗有效性和医疗质量水平的指标。结果评估包括医疗服务过程最终结果的鉴定，通常表现在病人的健康、安全或满意度方面。

在 Donabedian 的分析框架下，结构、过程和结果这三种要素之间存在一种基本功能上的联系，这意味着医疗结构影响着医疗行为，医疗行为影响着医疗结果，但是这个关系并不是简单的因果关系。影响医疗效果的因素包括医疗机构的硬件条件，也包括医护人员的医疗行为，同时也受自身的身体条件、对药物的不同反应、疾病的严重程度等因素的影响。因为每一个病人都是不同的个体，无法用同一个标准去衡量医疗效果。由于医疗结构、医疗行为和医疗结果三者之间的关系比较复杂，在衡量医疗机构的医疗服务质量的时候，要同时顾及这三个方面。如果要提高医疗质量，也应该在这三个方面同时努力(赵强，2010)。

世界卫生组织(WHO)(World Health Organization，1998)把医疗服务质量定义为：卫生服务部门及其机构，利用一定的卫生资源向居民提供医疗卫生服务，以满足居民明确和隐含需要的能力综合。

美国医学研究所(IOM，2001)认为：医疗服务质量是利用已有的最新医学技术和知识，为个人和居民提供医疗服务，并获得理想治疗结果的可能性。IOM 的质量包括技术标准和患者标准，共分 6 个维度的内容：患者安全性、有效性、以病人为中心的治疗、及时性、效率和平等(如表 5-1 所示)。

表 5-1　　　　　　　　　医疗服务质量评估的六个维度

序号	维　　度	内　　　　容
1	患者安全性	医疗服务应避免给病人带来伤害
2	治疗有效性	基于医学知识提供医疗服务，避免提供没有任何收益的服务
3	治疗以病人为中心	提供的医疗服务应尊重患者的偏好、需要和价值判断，所有临床决策应从患者的价值为准则。
4	治疗及时性	减少等待和拖延
5	治疗效率	避免仪器设备、供给品和能源的浪费
6	治疗平等性	不能根据患者的特征如性别、种族、地理位置和社会经济地位来提供不同质量的医疗服务

美国医疗机构评审联合会（JCAHO）认为，好的医疗服务应该做到：以患者为中心提供医疗服务；提供的医疗服务必须安全、有效、及时、高效；提供服务的人员应该具备良好的技术和服务技能，并拥有法律要求的资格；医疗机构领导、管理者的重视和参与；医院要建立持续改进服务质量和服务安全的机制（计利方，2007）。

二、国内相关文献

随着我国医学模式的转变，医疗服务质量不仅仅考察临床单一方面的医疗质量，还考察临床疗效、服务、时间、费用等多方面的综合质量。因此，医疗服务质量不仅仅对医疗服务过程进行管理，还需要从患者、社会和医疗服务组织等多角度进行考察。沈蕾（2006）不但从医疗服务组织内部医疗服务过程的角度探讨了医疗服务质量的内容，还从患者、社会及医疗服务组织效益的角度概括了医疗服务质量的内容，认为医疗服务质量包括医技质量、感知质量、工作质量和综合质量。

国内学者对医疗服务质量也有不同的理解和定义。朱士俊（2011）把医疗效果视为医疗服务的质量，有狭义和广义之分。其中，狭义的医疗服务质量主要从某个病例的医疗质量来说。广义的医疗服务质量不仅涵盖诊疗质量的内容，还强调患者的满意度、医疗工作效率、医疗服务的连续性和系统性。而梁婧（2011）认为，从覆盖范围上来说，狭义的医疗质量主要是指诊疗方面，例如诊疗的及时性和准确性以及时效性。而广义的医疗服务质量对其进行了扩展和延伸，加入了服务态度、医德医风和对患者合法权益的尊重、医疗技术使用的合理程度、治疗费用的控制及医疗资源的利用效率、患者的满意度及生存质量的测量等内容。

此外，梁婧（2011）认为，医疗质量的形成应包括三个层次，分别是结构质量、环节质量和终末质量。在质量管理中，结构质量贯穿始末，对质量管理起着非常重要的作用，而作为终末质量支柱的环节质量，同样起着重要作用；最后，终末质量作为综合结果，又对结构和环节质量作出反馈。三者密不可分，互相促进。

第二节 我国公立医院医疗服务质量的保障体系

保证更安全的就医环境意味着在医疗服务提供过程中减少错误，或违背本应该正确操作的操作规范。因此，为了确保患者的安全，应建立增加患者医疗服务可靠性的操作系统和操作过程。任何行业，包括医疗行业，事故主要是由人为原因造成的。但是，事故由人为错误造成的并不归责于人，因为很多人为的错误是体系不完善导致的。因此，建立一个完善的医疗服务质量保障体系显得尤其重要。目前，中国的医疗服务质量保障体系包括以下几个方面：

一、市场准入制度

1. 医疗机构的准入

在医疗机构的准入方面，国务院在 1994 年颁布的《医疗机构管理条例》对其作出了具体的规定，首先是设置规划制度的相关要求，要求县级以上地方政府卫生行政部门和机关、企事业单位应制订医疗机构的设置规划；其次是设置审批制度，单位或个人如果要设置医疗机构，都必须经有关部门审批，取得批准书；还有执业登记制度，规定医疗机构执业时必须进行登记，领取执业许可证。还规定了校验制度。医疗机构的规模不同，校验期限也不同，分为 1 年和 3 年；最后对医疗机构的基本标准也作出了严格的规定，不同级别、类型的医疗机构的标准也不尽相同，具体包括床位、人员、设备、注册资金等。这些规定对于保障医疗服务质量起到了重要作用。

2. 医生及护理人员的准入

我国施行的《中华人民共和国执业医师法》及《中华人民共和国护士管理条例》，分别对医生及护理人员的准入作出了相关规定。对于医师的准入，实行了医师资格考试制度和医师执业注册制度。医师考试合格的人员才能获得《医师资格证书》，并且经过注册领取《医师执业证书》后，才可以执业。同样，对于护士的准入也实行执业考试制度和执业注册制度。

二、医院等级划分制度

为了让人民群众更清晰地了解各个公立医院的水平和规模，1989 年 11 月，卫生部发布实施《关于实施"医院分级管理办法（试行草案）"的通知》和《综合医院分级管理标准（试行草案）》，开始了公立医院等级评审工作。1994 年 8 月，卫生部又以第 35 号令发布《医院管理条例实施细则》，进一步推动了医院等级评审工作。自此，基于医院不同的功能和任务，将医院划分为一、二、三级，医院级别除国家级医院由卫生部评定以外，其他由各省级卫生行政部门设定，每级分又为甲、乙、丙三等一共是三级十等，根据各级医院的标准，结合区域医疗资源规划对医院进行评价（顾福来，2009）。等级划分是确定医疗服务质量的重要指标，医院的等级越高，意味着该医院提供的医疗服务质量越高。

在目前的医院认证体系下，我国医院共分为三级十等：一级医院主要指基层医院和卫生院，针对的对象是一定的人口社区，提供的是预防、医疗和保健以及康复服务。二级医院指的是地区性医院，对象是多个社区，提供的是综合医疗卫生服务，也承担了一些教学和科研任务。三级医院指的是区域性以上的医院，对象是几个地区，提供的是高水平的专科医疗卫生服务，承担了高等教学和科研任务。不同等级的医院经过评审之后，再根据医院分级管理标准，划定甲、乙、丙三个等级，而三级医院中增设了特等，总共有三级十等。

三、医疗服务质量的认证体系

1. ISO9000 质量认证

高质量的医疗服务是提升医院竞争力、提高病人满意度和真正落实"以病人为中心"的关键。为了提高作为医院管理核心内容的质量管理，追求医疗服务的高质量，医疗服务领域引入了 ISO9000 质量认证，ISO9000 标准已在发达国家医院普遍应用。迄今为止，中国有 400 多家医院采用了这个质量认证体系（计利方，2007）。与我国传统的医院等级评审制度不同的是，ISO9000 质量管理体系认证制度具有相对独立性，是经过严格资格认定和管理的第三方认证机构担任。然而，引入 ISO9000 质量管理体系及是否申请第三方认证，是医院根据自身情况及发展需要自愿提出的，没有强制性。

ISO9000 质量管理体系包含了医院所有的部门和人员，以持续改进为中心，注重强调过程，更侧重于医疗管理服务过程的全面性，是典型的形成性评估。对全院全方位质量的每一个过程都严格控制，更具有可操作性。在质量管理体系运行过程中不断地发现问题，解决问题，制定新的目标（黄洪清等，2013）。

（1）ISO9000 在医院的应用

ISO9000 标准在医院的应用包括质量方针的应用、质量目标的应用、过程方法在医院质量管理的应用、资源管理的应用。

①质量方针在医院质量管理中的应用

根据 ISO9000 标准的要求，医院一般需要结合自身的宗旨来建立质量方针，还需要考虑医院的发展方向和经营方向，使其尽量保持一致，同时还要体现医院的追求目标和质量要求。

②质量目标在医院质量管理中的应用

ISO9000 标准要求医院在不同的职能和层次上建立质量目标。在制定质量目标时应与医疗特点相结合，不能和医院考核的指标相混淆。一般包括患者满意度、出入院诊疗符合率、三日确诊率、危重病人抢救成功率、院内感染率以及责任医疗事故发生次数等。

③过程方法在医院质量管理中的应用

ISO9000 标准鼓励采用过程方法管理组织，而采用过程方法的目的是要使过程效益最大化。医疗服务的过程非常复杂，其包括核心的诊疗过程，如门诊，急症和住院过程，而这些核心的诊疗过程又可细分为诊断、治疗、检验、手术等过程，作为其子过程和辅助支持过程。目前为止，医院的设置大部分都基于专业和科室来划分，是一种职能性的组织结构，而不是一种流程性的组织结构。职能性的组织结构存在很多不足，例如患者的诊疗服务过程往往被分割，只有在多个部门的配合下才能完成。因此，在实践过程中，如何识别和管理这些过程、如何协调过程之间的接口、并且对过程进行优化，使其发挥最大的效益具有非常重要的意义。

④资源管理在医院质量管理中的应用

在医院的资源管理方面，ISO9000 提出医院应确定、提供、维护所需的资源，包括人力资源、基础设施和工作环境。

第一，对人力资源方面，提出了以下几个方面的要求：一是确定影响医疗服务质量的各个岗位工作人员应具备的工作能力。医院的工作岗位很多，都应规定各个岗位的入职条件，从院级领导、职能部门领导到各级医师、护士、医技人员、药剂人员、化验人员、采购人员以及所有其它岗位，都应从标准规定的 4 个方面确定所需能力。二是通过对医院工作人员进行培训，使其具备满足岗位要求的能力，也可采取其它方式，如招聘具有胜任该岗位能力的人员。三是对培训结果有效性进行评价。四是加强质量意识的教育，使每一个员工都意识到自己的工作对医疗服务质量的重要性。

第二，对基础设施的管理，提出了医院应确定、提供并维修为达到医疗服务质量的要求所需的基础设施。基础设施包括医院的建筑物、工作场所和相关设施、过程设备如各种医疗设备，支持性服务如医院运输、通讯设备，并且要求对医院基础设施进行控制和管理，制定从购置、使用、检修直到报废全过程的管理办法、主要医疗设备的操作规程、运行记录。

第三，工作环境包括影响质量的人的因素和物的因素。例如窥镜室的布局不合理，无消毒缓冲间；供应室的房间狭小、潮湿，不符合体系文件的规定等等(张福东，2006)。

(2)方法和步骤

结合医疗服务的特点，一般可参照如下八种方法和步骤来建立和推进 ISO9000 质量认证：第一，当医院决定把 ISO 质量管理体系作为加强质量管理和持续改进的认证体系时，必须由医院最高管理者动员全体人员参与，统一思想，保证质量管理体系能够顺利展开并取得较好的实施效果；第二，制订明确的计划和目标，调整医院组织结构，明晰权责，调配资源，以满足质量认证体系建立的要求；第三，选择顾问公司及认证公司。相对于顾问公司，医院内部对 ISO 标准的了解和认知都比较有限，只有通过顾问公司，才能更好地让医院了解和熟悉 ISO 标准的内容和实质，这样才有利于建立与推行质量管理认证体系；第四，培训和编写文件。培训是推行体系的重要途径之一，不仅仅要对标准进行培训，还应对医院工作人员的意识和能力进行培训，培训完之后编写文件；第五，体系推行。一旦体系建立之后，要根据文件的要求和规定试运行，通过试运行不断修改文件，改进完善体系；第六，实施内审和管理评审。医院可以利用内审发现体系的不足，以及判断体系的合理性、有效性和实施性，为是否进行第三方认证进行抉择；医院还可以利用管理评审来评估体系的绩效，指出医院的优缺点，然后通过最高管理层改进体系；第七，进行认证。医院应秉着诚实、透明的态度对待认证审核，借助外部的力量，改进体系，最大程度地发挥体系的作用；最后一条就是持续改进体系。通过认证仅仅是质量管理体系新的开始而不是结束，医院需要持续参与认证，才能更好地发挥体系的作用。

（3）ISO9000 标准的不足之处

目前国内也有很多家医院采用 ISO 质量认证体系标准并通过了认证，在提高医院管理水平以及服务水平方面带来了一定的效果。但是 ISO9000 标准毕竟是以管理企业为基础而诞生的，对医院缺乏针对性。在操作过程中，临床一线服务人员反映标准难以理解，生搬硬套，而且临床服务存在异质性，较难用统一的标准予以规范，除此之外，在医疗机构的应用过程中也产生了不少问题（李文婧，2008），制定用于医疗行业的质量体系标准迫在眉睫。

此外，ISO9000 标准与医院的质量管理有机结合，需要更多的研究和探讨，经验仍需不断总结。各自医院的具体实际情况不同，需结合自身实际，建立适合自身的质量管理体系，并且有效运行（张福东，2006）。

2. 美国医疗机构联合委员会国际部质量认证（JCI 认证）

美国医疗机构联合委员会国际部，英文缩写为 JCI，于 1998 年成立，是美国医疗机构联合委员会下属的一个国际性分支机构。1999 年 JCI 开始就向美国本土以外的国家推行医院评审活动，到 2005 年 7 月，全世界就有 58 所医院进行了这种评审活动（郑洁等，2006）。由于 JCI 清晰、明确的评审标准与评审方法，在行业内获得了较多的认可。

中国一些医疗机构自 2001 年以来，也开始申请了这种医院评审活动，到 2007 年，已经通过了 JCI 认证的医疗机构有广州中医药大学祈福医院、浙江大学附属邵逸夫医院、北京和睦家医院等（计利方，2007）。

（1）JCI 认证的程序

一旦医疗机构决定采取这种认证体系，首先需要向 JCI 提交评审申请书。申请书里应具备医疗机构的基本信息，如规模大小、员工人数、服务种类等。JCI 将会根据医疗机构的具体情况与医疗机构制定实地考察的日程安排。JCI 评审有专门的评审小组，一般小组成员包括一位医师、一位医院管理专家、一位护士和一位技师，这些成员在美国有过做评审官的经历，有丰富的工作经验。为了检查如何评估患者医疗需求以及如何提供医疗服务，他们在考察过程中现场观察医疗服务的整个过程；约见职工、与患者交流、参观住院、门诊单位等；走访一些其他的医疗单位如急救、影像检查和康复等部门。当然在具体实施过程中，为了保证评审结果的准确性和真实性，JCI 医院评审考核小组还会充分考虑评审机构所在国家的法律、文化、宗教和习俗的差异。

现场评审完之后，评审小组成员根据评审标准给考察的项目打分，还要说明打分的理由。采用的是 5 分制的评分方法，1 分表明医疗机构的实际情况与标准完全符合，5 分则为完全不符合。这些工作完成之后，JCAHO 总部的专家根据评审员的报告，写一份建议书给评审委员会，让他们做出最后的决定。最后正式通知申请认证的医疗机构是否及格以及需要改进的地方。

(2)借鉴意义

JCI 医院评审值得中国医院评审学习与借鉴。首先，JCI 医院评审实质是一种咨询式评审方式。因为医院评审专业性很强，对申请认证的医疗机构而言，需要充分了解、熟悉和掌握标准的精髓，才能全面推行一个质量管理体系。而 JCI 医院评审实质就是一种咨询式评审方式，推行系统的咨询、辅导活动，将对医疗机构起到事半功倍的效果。

其次，JCI 商业化的医院评审使得医疗机构自从与 JCI 合作开始，就明确了相应的经济和法律责任，这样有效地约束了双方，提高了双方参与的积极性和主动性。此外，JCI 医院评审的效率很高，节约了大量的资源(郑洁等，2006)。

3. 两种质量认证体系的比较

JCI 大部分的标准没有规定具体的质量指标，只提供了行动的框架和方向，而把这些工作留给了医院，这样就调动了医院的积极性和自主能动性。这种灵活性可以使医院根据所在地的法律法规，结合工作的实际情况，探索出一条适合自身发展的道路。JCI 标准符合市场经济条件下"以病人为中心"的服务理念，尊重患者和家属的权利，并为他们提供满意、优质的服务，且满足全面提升医院管理水平的要求。

JCI 认证与 ISO9000 认证都为国际公认的第三方认证，其标准都为国际通用的标准。它们的标准具有以下类似的特点：都是利用系统手段来进行质量管理和质量改进，都是以患者为中心，要求根据实际情况进行决策。此外，他们都强调领导的重要作用，强调人员资格和培训，强调合作和团队的重要性，还强调以标准为标杆，持续改进。与ISO9000标准不同的是，JCI标准是针对医疗行业的专业标准，具有很强的专业性，更适合运用在医疗行业（计利方，2007）。

四、医疗服务质量管理规定

为了保证医疗服务质量，《医院管理评价指南（2008版）》对医疗质量管理组织、医务人员、护理人员以及医院硬件设备方面都做出了相关的规定，具体内容如下：

1. 医疗质量管理组织

建立院、科两级医疗质量管理组织，专门研究医疗质量和医疗安全工作，实施医疗质量的管理，指导、监督、检查、考核和评价医疗质量管理工作，除此之外，还建立其他的医疗质量管理组织，包括药事管理委员会、医院感染管理委员会等，定期进行医疗质量管理问题的研究；建立多部门医疗质量管理协调机制和医疗风险防范、控制和追溯机制，认真执行医疗质量和医疗安全的核心制度，完善各类会诊制度。

2. 针对医务人员的法律法规

建立健全医务人员资质准入、分级管理、监督评价和档案管理制度，其中为非手术科、手术科、门诊、急诊和重症监护病房做了相关规定。非手术科室医疗质量管理中要落实三级医师负责制、手术科室医疗质量管理中实行手术资格准入、分级管理制度，重大手术报告、审批制度、门诊工作医疗质量管理中要求有分诊、导诊服务，落实首诊负责制和科间会诊制度，急诊医疗质量管理中要求急诊医务人员经过专业培训，能够胜任急诊工作，不断提高急危重症患者抢救成功率、加强急诊质量全程监控与管理、重症监护病房医疗质量管理中指出要建立健全，组织并实施重症监护病房质量管理制度。

3. 针对护理人员的法律法规

护士管理明确规定了护士的岗位职责、技术能力要求和工作标准；且以明确的原则与标准配置各护理单元的护士；制定护理质量考核标准、考核办法和持续改进方案，此外，为了提高护理人员的能力、进一步提高护理人员的服务质量，还要求医院制订并实施各级各类护士的在职培训计划。

4. 硬件设备

为了确保医疗服务质量，对医疗仪器设备和建筑设备、设施安全也进行了相关规定：对于医疗仪器设备，要有适宜的医疗仪器设备管理保障组织、规章制度与人员岗位职责，合理配置使用大型医疗设备，建立健全设备、设施论证、招标、采购、保养、维修、更新和应用分析制度和全院应急调配机制；对于建筑设备、医院基本建设需要符合规划要求、建筑符合《综合医院建筑设计规范》，设施安全方面要求消防通道畅通，无障碍物，有双路供电系统和自备发电配送能力。

第三节 公立医院医疗服务质量的评估：
基于省级数据的分析

对医疗服务质量进行评估，有利于管理部门找到医院管理相对薄弱的环节，从而进一步改善和提高医疗服务质量。本节利用《中国卫生统计年鉴》相关数据对我国公立医院的医疗服务质量进行评估。

一、公立医院医疗服务质量的总体情况

为了反映我国公立医院医疗服务质量的现状与演变趋势，作者利用 2007—2011 年《中国卫生统计年鉴》中的公开数据进行分析。①基于前文的分析，我们选取门诊急诊抢救成功率、门诊急诊病死率和门诊观察室病死率三个指标来反映公立医院门诊服务的质量，选取住院危重病人抢救成功率来反映住院服务的质量。我们分别按全国、东部地区、中部地区和西部地区进行分类分析，以反映各地区医疗服务质量的差异及其变化趋势。

图 5-1 反映了门诊急诊抢救成功率的变化趋势。可以看出，在我国公立医院，门诊急诊抢救成功率总体呈上升趋势，说明我国公立医院的门诊服务质量在提高。全国层面的门诊急诊抢救成功率 2007 年为 93.05%，2008 年 93.06%，2009 年为 97.08%，2010 年为 96.59%，2011 年为 95.77%。从地区差异来看，西部地区的门

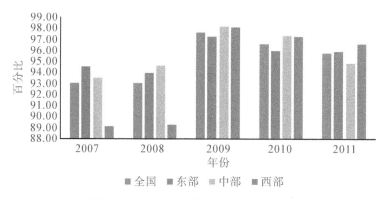

图 5-1 门诊急诊抢救成功率的变化趋势

---

① 由于 2012 年的卫生统计年鉴缺乏因变量的数据，因此分析未包括 2012 年的数据。

诊抢救成功率提高最快，从 2007 年的 89.16%增加到 2008 年的 89.29%，2009 年达到最高值，为 98.12%，其后稍微下降，2010 年是 97.26%，2011 年是 96.56%。其次是中部地区，门诊抢救成功率从 2007 年的 93.52%增加到 2008 年的 94.61%，在 2009 年达到最高值 98.2%，2010 年 97.32%，2011 年为 94.85%。东部地区的增幅较小，2007 年为 94.54%，2008 年 93.96%，2009 年为 97.24%，2010 年为 95.97%，2011 年为 95.89%。

图 5-2 反映的是门诊急诊病死率的变化趋势。可以看出，门诊急诊病死率总体上是下降的。全国层面的平均门诊急诊病死率从 2007 年 0.09%增加到 2009 年的 0.11%，之后下降到 2010 年的 0.1%和 2011 年的 0.07%。从地区差异来看，中部地区的门诊急诊病死率一直高于东部地区和西部地区。中部地区的门诊急诊病死率从 2007 年 0.1%增加到 2009 年 0.14%，之后下降到 2010 年 0.11%，2011 年的 0.08%。西部地区的门诊急诊病死率虽然低于中部地区，但保持同样的发展趋势，先上升，在 2009 年达到最高值，而后又开始下降。

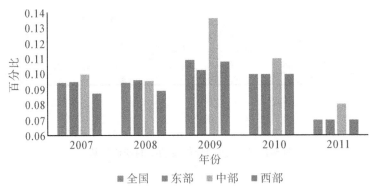

图 5-2 门诊急诊病死率的变化趋势

图 5-3 显示，公立医院的门诊观察室病死率呈现逐年下降的趋势。全国层面的门诊观察室病死率从 2007 年的 0.12% 下降到 2010 年的 0.05%。从地区差异来看，下降幅度最大的为东部地区，从 2007 年的 0.18% 下降到 2011 年 0.07%，其次为中部地区，从 2007 年的 0.1% 下降到 2011 年的 0.04%。西部地区从 2007 年的 0.07% 下降到 2011 年的 0.03%。这说明门诊观察室的医疗服务质量也在逐步提高。

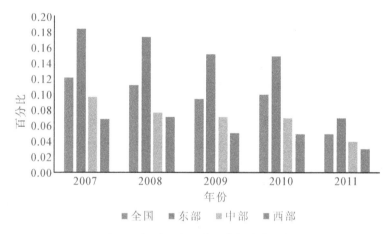

图 5-3 门诊观察室病死率的变化趋势

图 5-4 反映的是住院危重病人抢救成功率的变化趋势。可以看出，2007—2011 年，我国公立医院住院危重病人抢救成功率呈上升趋势，说明公立医院的住院服务质量呈改进趋势。从地区差异来看，中部地区提升幅度最大，从 2007 年的 88.22% 提升到 2011 年的 92.51%；其次是东部地区，从 2007 年的 88.37% 增加到 2011 年的 90.33%；最后是西部地区，从 2007 年的 91.14% 增加到 2011 年的 91.38%。

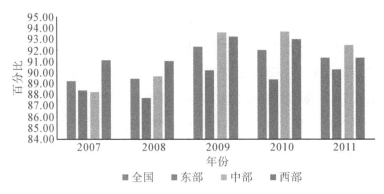

图 5-4　住院危重病人抢救成功率的变化趋势

二、公立医院医疗服务质量的影响因素

为考察公立医院服务质量的影响因素，我们运用 2007—2011 年的省级面板数据，分别运用固定效应模型（FE）和随机效应模型（RE）进行实证分析。因变量分别为某一省市公立医院门诊急诊抢救成功率、门诊急诊病死率，门诊观察室病死率和住院危重病人抢救成功率。自变量的选取如第四章第二节，主要包括医疗服务市场结构特征、医院的医生数、床位数、固定资产价值等。主要变量的描述性分析如表 5-2 所示。

表 5-2　　　　　　　主要变量的描述性分析结果

变　　量	均值	标准差	最小值	最大值
因变量				
门诊急诊抢救成功率	94.8	4.65	70.66	99.44
门诊急诊病死率	0.121	0.076	0.03	0.352
门诊观察室病死率	0.159	0.261	0	1.747

续表

变　　量	均值	标准差	最小值	最大值
住院危重病人抢救成功率	89.229	5.992	62.383	96.66
自变量				
民营医院占总医院的比例	0.257	0.126	0	0.602
三级医院占总医院的比例	0.064	0.03	0.019	0.152
政府财政补助占医院总收入的比例	0.153	0.077	0.061	0.537
每万人医生数	9.862	3.51	4.945	23.38
每万人床位数	25.492	7.437	14.287	47.1
固定资产价值(万元)	3394061	2520012	164149	1.30e+07
2009年医改之后(是=1，否=0)	0.4	0.491	0	1

表5-3报告了面板数据的回归分析结果。首先，从门诊急诊抢救成功率的回归结果来看，Hausman检验的p值为0.018，不能拒绝原假设，支持随机效应模型(RE)的回归结果。结果显示，三级医院占总医院比例对门诊急诊抢救成功率有显著的正向影响(系数=0.926，$p<0.05$)，这反映了我国公立医院中三级医院服务质量高的事实。每万人医生数对门诊急诊抢救成功率有正向影响(系数=0.128，$p<0.001$)，这说明医生数量越多，抢救成功率越大。其原因在于，医生较多提高了门诊急诊医疗服务的可及性，有助于患者得到及时有效的治疗。医改政策变量对门诊急诊抢救成功率的影响显著为正(系数=2.511，$p<0.05$)，说明在新医改实施后，我国公立医院的门诊急诊抢救成功率是逐步上升的。

其次，从门诊急诊病死率回归结果来看，Hausman检验的p值为0.237，不能拒绝原假设，支持随机效应模型(RE)的回归结果。可以看出，除三级医院占总医院比例这一变量外，其他变量对门诊

表 5-3　医疗服务质量影响因素的回归结果

变　　量	门诊急诊抢救成功率 FE	门诊急诊抢救成功率 RE	门诊急诊病死率 FE	门诊急诊病死率 RE	门诊观察室病死率 FE	门诊观察室病死率 RE	住院危重病人抢救成功率 FE	住院危重病人抢救成功率 RE
民营医院占总医院比例	-7.670 (9.225)	-4.496 (4.434)	-0.017 (0.071)	-0.060 (0.062)	0.192 (0.269)	0.204 (0.235)	-8.275 (6.355)	-9.057* (5.028)
三级医院占总医院比例	59.627 (66.428)	0.926** (0.786)	0.233 (0.512)	-0.704** (0.326)	1.410 (1.937)	1.459 (1.213)	24.575** (15.762)	53.387** (22.665)
财政补助占医院总收入的比例	9.958 (5.359)	1.918 (6.934)	-0.219 (0.118)	-0.173 (0.100)	-2.001*** (0.448)	-1.551*** (0.374)	9.367 (10.581)	8.199 (7.873)
每万人医生数	0.759 (1.319)	0.128*** (0.003)	0.013 (0.010)	0.006 (0.006)	-0.077** (0.038)	-0.039* (0.021)	-0.584 (0.909)	-1.458*** (0.394)
每万人床位数	0.456 (0.379)	-0.032 (0.145)	-0.002 (0.003)	0.001 (0.002)	-0.023** (0.011)	-0.012 (0.008)	0.085 (0.261)	0.404** (0.174)
固定资产价值（万元）	-0.000 (0.000)	0.000 (0.000)	-0.000 (0.000)	-0.000 (0.000)	0.000 (0.000)	0.000 (0.000)	0.000 (0.000)	-0.000 (0.000)
2009 年医改之后	1.099 (1.461)	2.511** (0.990)	-0.008 (0.011)	-0.008 (0.010)	-0.096** (0.043)	-0.113*** (0.039)	3.103*** (1.006)	3.170*** (0.877)
常数项	78.526*** (9.018)	95.905*** (2.216)	0.075 (0.069)	0.130*** (0.038)	-0.429 (0.263)	-0.288** (0.142)	90.933*** (6.212)	102.252*** (2.717)
R^2	0.159	0.08	0.012	0.263	0.246	0.114	0.266	-9.057*
Hausman Test p value	0.018		0.237		0.119		0.005	
Obs	155		155		155		155	

164

急诊病死率的影响均不显著。三级医院占总医院比例对门诊急诊病死率的影响显著为负（系数＝-0.704，$p<0.05$），三级医院比例每增加 10%，门诊急诊病死率将下降 7.04%。这再次说明了高质量医疗服务集中在我国公立医院中三级医院的现实。

再次，从门诊观察室病死率来看，Hausman 检验的 p 值为0.119，仍然支持随机效应模型的原假设。从结果可以看出，影响门诊观察室病死率的主要因素有：财政补助占医院总收入的比例、每万人医生数、每万人床位数和医改政策。财政补助占医院总收入的比例对门诊观察室病死率有显著的负影响（系数＝-1.551，$p<0.001$），财政补助的比例每增加 10%，门诊观察室病死率将会下降约 15%。每万人医生数和每万人床位数对门诊观察室病死率有显著的负影响，系数分别为-0.077 和-0.023，$p<0.05$。每万人医生数增加 10%，门诊观察室病死率下降 0.77%。每万人床位数增加 10%，门诊观察室病死率下降 0.23%。这说明医院医生数和床位数的增加有助于降低门诊观察室病死率。此外，医改政策变量对门诊观察室病死率有显著的负影响（系数＝-0.096，$p<0.05$）。

最后，从住院危重病人抢救成功率来看，Hausman 检验的 p 值为 0.005，拒绝支持随机效应模型的原假设，因此我们用固定效应模型对结果进行解释。可以看出，影响住院危重病人抢救成功率的主要变量是三级医院占总医院的比例（系数＝24.575，$p<0.05$）和医改政策变量（系数＝3.103，$p<0.001$），其他变量对住院危重病人抢救成功率的影响均不显著。

本 章 小 结

本章首先回顾和梳理了国内外关于医疗服务质量的研究文献。鉴于医疗服务质量的多维性，很难找到单一指标来衡量医疗服务质量。其次介绍了我国医疗卫生服务体系中关于医疗服务质量的保障措施，包括：医院的准入制度、医院的等级评审制度、医疗服务质量的认证制度和医疗服务质量的管理制度等。再次，基于 2007—2011 年《中国卫生统计年鉴》公开数据，我们选取门诊急诊抢救成功率、门诊急诊病死率和门诊观察室病死率三个指标来反映公立医院门诊服务的质量，选取住院危重病人抢救成功率来反映公立医院住院服务的质量。总体上看，新医改实施后，我国公立医院的医疗服务质量稳步上升。门诊急诊抢救成功率和住院危重病人抢救成功率呈逐年上升的趋势，门诊急诊病病死率和门诊观察室病死率呈现逐年下降的趋势。运用固定效应模型和随机效应模型的回归分析表明，依据不同的结果变量，医疗服务质量的影响因素存在较大差异。结果显示，三级医院占总医院比例对门诊急诊抢救成功率、门诊急诊病死率、住院危重病人抢救成功率有显著的正向影响，每万人医生数对门诊急诊抢救成功率有显著的正向影响，对门诊观察室病死率有显著的负影响，财政补助占医院总收入的比例对门诊观察室病死率有显著的负影响。

第六章　公立医院内部治理
结构评估

内部治理结构是我国公立医院改革的核心。2009 年，中共中央、国务院公布的《关于深化医药卫生体制改革的意见》提出，应改革公立医院的管理体制、运行机制和监管机制。2010 年，卫生部等五部委联合发布的《关于公立医院改革试点的指导意见》更进一步提出，应改革公立医院法人治理机制和公立医院的内部运行机制。

公立医院内部治理结构包括控制权的配置和行使、公立医院的监督和评价以及如何激励医生等一系列问题。围绕这些内容而产生的运行机制和治理结构，影响着医院管理者、医生、护士和其他医务人员的行为，对医院成本和收益、医生的收益和患者满意度产生重要的影响，并最终决定着公立医院的运行绩效。

本章将从以下几个方面对我国公立医院的内部治理结构进行分析：第一，对医院内部治理结构评估的文献进行述评；第二，建立公立医院内部治理结构的分析框架；第三，运用案例分析法，分析我国公立医院内部治理结构改革的典型模式；第四，对公立医院改革过程中出现的不同类型的的内部治理结构进行比较分析，以探索试点地区公立医院内部治理结构改革中的合理因素，从而为全国层面公立医院内部治理结构改革提供有益的启示。

第一节　相关文献综述

一、理论研究

现有理论文献主要从以下三个视角展开研究：

第一，基于公司法人治理理论，提出要按照公司法人治理的模式进行公立医院内部治理结构改革，设立董事会、监事会等。王峥

(2011)认为，法人治理结构是对公司内部各组织之间的权力分配与约束，公立医院行之有效的治理结构是"国家（政府）—公立医院理事会—公立医院"。建立理事会，将出资人纳入股东之一，有助于出资人对代理人进行监督和约束。李世果（2010）认为，可以借鉴香港医院管理局的模式，明确产权主体的地位，以有效行使对我国公立医院的所有权和监督权。

　　第二，基于利益相关者理论来分析医院的内部治理结构。吴昊（2010）通过对政府、医生、病人、医院及其管理层、药商、医疗保险机构及其他利益相关者的属性分析及评价，认为利益相关者与公立医院存在某种类似契约的联系，这种联系是确立医院治理模式的基础。柏高原（2012）认为，利益相关者理论主要解决信息不对称问题，通过医院管理委员会有效平衡内部和外部的利益，使医院的决策充分体现相关者的利益。可见，基于利益相关者理论的分析主要强调内外部的制衡，以达到理顺医院利益相关者的权责利关系、提高医院运行绩效的目的。

　　第三，从产权理论角度出发，提出要建立有效的公立医院治理结构，根本出路在于"管办分开"和"政事分离"。刘国恩（2010）认为，公立医院缺乏明晰的产权界定和独立完整法人应有的财产权、人事权和经营管理权，具体表现在公立医院的行政管理部门和出资人职能不分，人事权、管理权分散在各个行政管理部门之中。这种体制严重束缚了医院的自主运营以及工作效率，无法充分调动公立医疗机构的积极性，并使得卫生行政部门没有充足的人力和财力对医疗服务机构行使市场管理、行为规范、监督等职责。方鹏骞（2007）认为，"管办不分"使得政府既是"裁判员"又是"运动员"，极易导致"管制俘获"，带来道德风险问题，产生大量的寻租行为，在这种体制下医院的内部治理结构往往失衡。王峥（2011）、蔡江南（2011）认为，要想真正落实管办分离，就要采用医院管理委员会或理(董)事会模式。该模式既包括医院内部治理也包括医院外部治理。从医院内部治理的角度来看，医院董事会履行决策职能，政府行使监管职能，由董事会任命的经营层则执行经营职能。从医院外部治理来看，医院的行为应受到社会各个领域的广泛监督。

二、实证研究

在实证研究方面，国内外学者从不同的方面进行了研究，但研究结论不尽一致。

Bitrán，Má和Gómez(2005)对2005年巴拿马公立医院的比较研究发现，在两类医院管理制度中，完全自主的公立医院能够实现更高水平的产出、效率和质量。McPake等(2003)对波哥大五家公立医院的研究表明，自主法人治理结构有助于医院服务质量和效率的提升。他们还发现，支付机制的相应改革以及财政投入的增加都有助于自主化模式的构建。哈丁和普力克(2003)针对七个发展中国家公立医院的案例研究表明，实行自主化组织改革的四个案例，医疗服务质量和产出得到提高。

然而，另外一些研究得出了相反的结论。Govindaraj和Chawla(1996)研究了加纳、印度、印度尼西亚、肯尼亚、津巴布韦等国公立医院自主权限的扩大对医院效率和质量的影响。他们发现，医院自主权的扩大对医疗服务公平性有负向影响，也没有明显改善问责制度(accountability)。Kamwanga等(2003)对赞比亚五个半自主化(semi-autonomous)公立医院的分析表明，内部治理结构对医院绩效没有影响，医院仍然依赖于集中化和政府预算。Eid(2003)发现，在黎巴嫩，法人化医院设置的董事会几乎没有决策权，决策权被医院管理者占有，董事会的"政治化"导致了决策透明度和独立性的损失。鉴于发展中国家公立医院自主决策权的有限性，Castano，

171

Bitrán 和 Giedion(2004)对于自主化改革能否改善发展中国家公立
医院的绩效表达了悲观情绪。

　　更进一步地，国外的研究也发现了公立医院内部治理结构改革
可能存在潜在的危险，尤其是可能造成的医疗公平性缺失。Castano、
Bitrán 和 Giedion (2004)认为，自主化使得医院可能把重点放在吸
引富有的或者参加商业保险病人的治疗方面，为穷人提供免费医疗
服务的机会可能会减少。同时，自主化医院也有动力提高收费标准
以增加收入。其次，如果医院只有自主决策权，而没有恰当的治理
和监管体系，有可能导致腐败。如，管理者与设备供应商之间的回
扣。最后自主化组织的管理者不能有效整合现在的社区网络，从而
造成医疗服务体系产出低效和缺乏协调。

　　针对中国公立医院内部治理的实证研究方面，李卫平、周海沙
(2005)指出，在现行医院治理结构下，公立医院规模的不断膨胀
并没有带来绩效水平的提高，反而使得费用水平高速上涨。公立医
院改革应发挥法人治理结构的优势，提高政府医院服务提供的效
率。陈丹镝(2006)强调，医院的组织结构和治理模式的不同是影
响医院绩效水平的主因。张莉(2011)通过对 30 家不同治理类型的
医院的总体效率和生产技术效率进行了分析，发现医院之间的总体
效率和生产技术绩效具有一定的差异，按内部治理型、行政分权
型、理事会型和董事会型四种不同的治理模式进行治理效率的评
价，其中理事会型治理效率均值最高，内部治理型效率最低。赵跃
(2010)认为，医院组织结构变革带来三个好处：提升医院绩效、
医院的社会效益和管理效益得到更好的发挥、促使医院上下级间的
信息沟通成本下降，沟通效率提高。应争先、杜金刊(2010)以东
阳市人民医院法人治理结构的改革实践为例，从门诊均次费用、住
院均次费用、药品占业务收入的比重、门急诊人次数、人均医疗费
用、国有净资产增幅等方面进行了医院纵向比较，发现东阳市人民

医院在公立医院治理结构变革的过程中，实现了医疗费用增长的良好控制，有效降低了患者的就医负担，提升了业务总量，优化了收入结构，提高了医院工作效率。

第二节 医院内部治理结构的分析框架

我国正在进行的公立医院改革试点具有多样性的特点。根据哈丁和普力克(2011)关于自主化程度的分类，我们将公立医院内部治理结构分为预算制、自主化、法人化和私有化四种模式。同时，根据我国公立医院改革中内部治理结构的变革程度，对典型地区公立医院内部治理结构的类型进行分类与排序。

一、医院内部治理结构的四种模式

1. 预算制

预算制主要存在于我国绝大多数公立医院以及案例中公立医院改革之前的状况。预算制模式下，医院自身的创收是医院的主要收入来源，政府财政预算只占小部分，医院本身在经济上具有一定的独立性，但是，人事权、医疗服务价格定价权等经营管理权限还掌握在卫生行政主管部门手中。在外部治理方面，"管办不分"的管理体制使得监督机制缺乏、出资人缺位、医院运行效率低下。

2. 自主化

自主化主要是指在形式上一定程度的管办分离，医院的"管"和"办"分属于两个政府机构，以行政管理原则而不是企业经营管理为主，这种组织便于政府对医疗卫生领域和公立医院的全行业的宏观监管。近年来，一些地区，如北京海淀成立的公共服务委员会、无锡市建立的医院管理中心，以及在山东潍坊市的医院管理组织等都属于自主化模式。

3. 法人化

法人化模式以理事会型为主要特征，在政府与医院的权利分配方面，政府不直接参与对医院的经营与决策，只是行使监督职能。公立医院以企业管理的方式对医院实施治理，医院的经营管理主要由非政府组织或者非营利机构，但不涉及医院所有制的变化。如：苏州市成立的医院管理中心、上海申康医院发展中心均属于这种模式。

4. 私有化

私有化组织也被称为民营化组织，最主要的特征是公立医院所有制结构发生了根本变化，医院法人治理以企业化管理方式为主，政府退出医疗卫生市场，只进行宏观的监管，医院作为独立的法人实体，独立进行医院管理，以达到提高医疗服务效率的目标。如：浙江金华市第三人民医院、河南新郑市人民医院、宿迁市公立医疗机构的产权置换改革等均属于私有化模式。

二、不同治理结构绩效的评估标准

医院内部治理结构的绩效可以从以下三个方面进行评估：

（1）效果：是否达到了改革的预期目标。效果是指在进行医疗卫生体制和公立医院改革之后，医疗卫生市场的运行和公立医疗机构的效率是否得到提高，对于卫生体制改革设定的宏观目标——"看病难、看病贵"是否得到了解决。

（2）稳定性：改革的效果是否具有可持续性？改革政策是否已经被改变或者在将来被改变的风险很高？稳定性包括公立医院内部组织结构的稳定性、外部法人组织以及这种改革带来的效果的稳定性。

（3）一致性：医院组织结构的变化是否与显存的外部环境相适应？是否被公众所接受？公众是否满意？医院内部治理结构的改革是否能够与医疗卫生市场的竞争程度相适应，是否能够与社会医疗保险制度、社会保障制度、政府政策相适应。

根据以上分析维度，我们选取潍坊、无锡、苏州、上海和宿迁五个比较具有代表性的公立医院改革模式进行比较分析。具体如表6-1所示。

表6-1　　　　　不同公立医院治理结构模式的比较

		有限自主化	较大自主化	有限法人化	较大法人化	民营化单位
内容		潍坊医院管理自主化	无锡医院托管式管理	苏州医院管办分离	上海申康医院管理机构法人化	宿迁医院民营化
管理机构		卫生局	无锡市医院管理中心	苏州市医院管理中心	上海市申康医院管理中心	无
管辖范围		卫生局直属的7家公立医院	9家市属医院、1所卫校、汇生公司	6家市属医院	23家市级综合性医院	全市公立医疗机构
机构性质		行政机构	行政管理类事业单位	民办非企业单位	国有非营利性事业法人	法人机构
决策权	组织变革	卫生行政部门管办合一，整合外部资源，分开内部的"管办"机构，以期医院自主化目标的实现	管办分离，实行托管制，实现管理机构法人实体化	设立理事会，实行理事会制度，	成立独立的医院管理机构，管理机构实现法人实体化，管办分开	医卫分开，医防分开，多种形式办医，资产置换后的产权自主化管理
	投资决策权	医院实质上拥有较大的投资决策权	医院管理中心有投资决策权，医院有投资建议权	医院院长拥有限额以下项目建设和设备采购决定权	申康中心有投资的决策权，医院有投资的建议权	卫生局利用置换资金来投资决策扩大基础医疗资源总量

175

续表

		有限自主化	较大自主化	有限法人化	较大法人化	民营化单位
决策权	人事管理权	医院所拥有的人事管理权十分有限，院长由卫生局任命	有一定程度上的人事管理权	医院管理中心拥有较大程度的人事管理权，采取全员聘用和人事代理制	医院有很大程度的人事管理权	医院自行人事管理
	财务管理权	院长有实质性财务管理	院长有较大的财务管理权，如一般性固定资产处置权和工资奖金的分配权	医院管理中心有较大的财务管理权	预算管理严格，院长有预算执行权	私营医院的自主预算管理
剩余索取权	所有者职能	预算管理没有真正落实，对医院投资决策权影响有限	医院管理中心通过区域医疗资源发展规划和院长委托管理合同行使所有者职能，但没有院长任免权	由医院管理中心自主使用净收益分配	申康履行出资人职能，对国有资产监管，履行办医职能，发展市级公立医院，没有院长任免权	卫生局只负责行业管理，具体办医及管理由医院市场化运作
	薪酬激励	院长年薪制和员工工资总额制	实行风险保证金，有名誉激励和少量的经济激励	理事会成员的年薪制，和岗位薪酬分配方案	根据书记、院长绩效考核指标体系的考核，对其薪酬进行分配	私营医院自主薪酬管理

续表

	有限自主化	较大自主化	有限法人化	较大法人化	民营化单位
市场进入程度	取消直属公立医院院长行政级别，一定程度上放开当地医疗市场，对经营不好的医疗机构进行产权改革	由"定额拨款"改为"定项拨款"	对医院全部资产进行清产核资、财务审计	申康投资有限公司承担政府办医中的非营利性固定资产投资职能	面向市场进行自主管理
问责制	卫生行政监管力度强	卫生行政部门全行业管理，但卫生执业力度弱	卫生行政部门对医院进行考核，考核指标由管理委托合同规定	卫生行政部门全行业管理，但卫生执业力度弱	卫生行政部门运用有限的行政手段、法律手段进行监管
社会功能提供	社会功能不具体，以行政手段保证医院公益性	通过委托管理合同明确定位公立医院的社会功能，并以考核绩效的方式保证实施	政府以指令方式保证公立医院的完成	通过对院长绩效考核，保障医院承担的公益性职责	民营化后的社会功能不具体，但行政部门一定程度上利用行政手段保证医院公益性

第三节　我国公立医院内部治理结构的典型模式评估

一、潍坊模式

"潍坊模式"是以山东省潍坊市为代表的公立医院改革模式，

其最突出的特点是"管办一体"和"政府主导"。潍坊并没有实行管办分离，而是进一步强调并强化了医疗卫生体制中政府的作用。潍坊市卫生局梳理并调整了内部职能设置和行政关系，原有的管理公立医院、进行卫生监督以及疾病控制三大部分职能分别给予设立的医院管理、卫生监督和疾病控制三个中心形成了在管办一体下的职能重新分配。

1. 改革内容

在医药卫生体制内，潍坊市主要实施了公立医院管理体制改革和医院内部运行机制改革。公立医院管理体制改革以"权利归队、归口管理"为主要内容，即卫生局内部职能重组，建立行使出资人权利的医院管理中心。医院内部运行机制改革是潍坊市医卫体制改革中的重要内容，以"明晰所有权、完善经营权、强化监督权"为特征，实现所有权、经营权、监督权的适度分离，其内容主要包括："明晰所有权"方面，通过卫生局职能的重新分配，建立出资人制度、完善法人治理，并实现职工角色的转换，尤其是医院院长的角色界定；"完善经营权"方面，对于现有的干部人事及分配制度进行改革，用人制度、分配制度、收费制度均有较大的变更，尤其是对于公立医院院长，实行院长聘任制、任期制、年薪制、年度考评制，对院长从聘任到激励的各个环节以法人治理进行改革；"强化监督权"方面，主要从外部到内部进行改革，在内部实行总会计师制度及财务科长轮岗制，外部实行收支预算审批制和建设项目报批制等。

(1)决策权。

2005 年 12 月，潍坊市委、市政府开始了医疗卫生体制的改革，其出台的《关于进一步加快卫生事业发展与改革的意见》提出：坚持政府主导，引入市场机制发展卫生事业，政府在卫生领域的基本职能是进行宏观调控、强化市场监管、提供社会管理以及公共服务。同时，潍坊市在市委、市政府的指导下对公立医院有关组织结构进行重组。首先，对于公立医院的管理体制进行了改革，将原属于财政、人事、组织部门、物价局等众多部门的所有对公立医院的职能进行剥离、整合，统归卫生局，理顺了政府行政管理部门与公立医院的关系，以此避免公立医院的多头管理和领导及其所带来的缺位、错位和低效率。同时，也让潍坊市卫生局统一了公立医院所有者的权利，使得公立医院改革的政府阻力小。其次，在卫生局下设医院管理中心，是隶属于卫生局的事业单位，并与卫生监督、疾病控制中心分别行使医院管理、卫生监督和疾病控制三大职能，其他科室在工作重点上也同时倾向于这三个中心。潍坊市对于国有资产进行托管，对于公立医院的国有资产，由财政部门代表政府将其管理职能委托于市卫生行政部门，从而使得卫生局能够完全行使公立医院国有资产出资人的职能，在举办公立医院方面实现了政府主导。

在落实了医院所有权的基础上，推行院长负责制、院长任期制、院长年薪制和院长年度考核制等公立医院管理者改革。在公立医院管理制度建设方面，在坚持现有的领导体制基础上，变革不合理的地方。首先，对于现有的公立医院领导干部，赋予其医院经营管理权，保留现有的行政级别，继续实行档案管理，但是，今后将不再套用。其他的公立医院院长、副院长，由卫生局下设的医院管理中心负责聘任，在一个医院的任期为4年，最多只能两届。在党的建设方面继续坚持党的领导，对于医院党的领导干部继续由卫生行政部门进行任命，医院群团组织的负责人延续原来的制度，按照相关章程产生，由医院党的组织（党委、总支、支部）进行提名，并经上级党组织同意。

在用人机制方面，医院用人取消医院编制定额，全面实行聘用制，一般聘期为两年，院长聘期为4年。在聘用方面不受资格和资历的限制，在岗位聘任上根据本人的实际工作能力，进行高聘或低聘。

（2）剩余索取权。

在薪酬激励上，为了适应聘任及考核方式的变革，薪酬激励也相应地进行了改革。首先，取消了定额编制下的单位行政工资制，代之以院长和员工工资的总额制，其中薪酬为医院收支结余的50%～60%，医院发展资金为其余的40%～50%。其次，收入分配的档次被拉开，向一线职工和高风险、高技术含量岗位上的人员进行倾斜，分配的依据则是职工对医院的贡献和工作业务量。再次，运用多种方式吸引学科带头人及技术骨干，比如年薪制和技术入股。最后，考核方式也与薪酬激励改革相适应，对院长进行年终综合考核，其薪酬为职工平均薪酬的3～5倍，而职工也实现绩效考核，多劳多得。

（3）市场进入程度。

从2003年起，潍坊市开始进行公立医院产权制度改革，在一定程度上放开当地医疗市场，选择部分不影响潍坊地区医疗市场、不承担社会公共卫生服务职能、经营效益不太好的医疗机构，进行了产权制度改革。对非营利医疗机构，坚持按照区域卫生规划的要求下，严格控制数量，对营利性医疗机构，严格控制准入标准，在限制总量的情况下，不限制办医主体，办医类别和设置地点。

此后，潍坊市卫生局直属的包括潍坊市人民医院在内的7家公立医院成为了独立的社会事业单位法人，被取消了行政级别，实现了自主经营、自负盈亏、自我发展以及自我约束。

（4）问责制。

在公立医院监管制度建设方面，建立了一系列相应的制度。根据改革的进程，实施国有资产托管制，通过卫生行政部门签订的国有资产安全责任书，确定卫生国有资产的出资人，与医院相关改革的措施，构成了"国有资产管理单位—主管部门—单位"三级监管体系，即：卫生局—医院管理中心—公立医院三个层级。卫生行政部门的监管主要体现在医院收支和建设方面，实施收支预算审批制，对医院年度收支预算审核与批准；实施建设项目报批制，公立医院的基本建设和大型的采购项目是必须进行报批的内容。在公立医院内部，实行总会计师制及财务科长轮岗制，卫生行政部门负责聘任公立医院的总会计师，使得医院管理中心更有效地保证国有资产的保值增值。

对于医院管理者——院长的考评，实行院长年度考评制，年度考评目标分割明确细化，考核目标既包括了医院发展目标、医疗服务质量目标组织本身需要的，也涵盖了社会功能提供的实现目标。其中，关系"看病贵"的诊疗收费指标包括门诊次均收费、出院次均收费、单病种医疗费用；医疗服务质量相关指标包括药品价格水平、药品收入占比、平均住院天数、质量控制综合指标、社会满意度综合指标；而社会功能提供指标主要是依据政府指令性任务如公共卫生突发事件中的应急处理、医疗急救、重大活动过程中的医疗保障等。医院院长连续两年不合格的予以解聘。

(5)社会功能的提供。

对于公共卫生服务，政府采取"政府购买"的形式。潍坊市按照每年人均10元拨付。由此，潍坊市的基层卫生服务机构将据此免费向群众提供主要包括社区卫生诊断、建立居民健康档案、慢性病防治、预防保健、康复和妇女、儿童、老年保健等10大类20项社区公共卫生服务。其中，给高血压、糖尿病等慢性病患者提供免费的阿斯匹林、心痛定、二甲双胍等6种常用药物；对当年没有享受补偿的参合农民，每年提供一次免费健康查体，使每位参合农民都享有基本卫生保健。

2. 改革成果

经过公立医院内部治理结构改革,潍坊市公立医院在基础设施、经济效益、员工满意度等方面均有改善和提高。

(1)基础设施和医疗技术水平提高。

改革之后,潍坊市公立医院的规模都有了不同程度的扩大与发展。比如,改制后的潍坊市肿瘤医院在科室建设、床位数和设备引入方面均有提升,增加了10个临床科室(由6个扩为16个科室)、增长了60张床位(60张到120张),并引入了4台总价值为6000万的放射治疗设(李文敏,2009)备。同时,基层医疗卫生机构也得到了较大规模的发展,比如,红河镇卫生院在改制后投资300.7万元,加强基础设施建设,购置多种先进的诊疗设备,并征地22.3亩进行医院的扩建和改建,改善基层医疗服务条件,增强卫生院的综合服务能力(方鹏骞,2011)。潍坊市人民医院在托管后许多指标都得到了明显的改善,特别是业务量和服务质量相关指标。表6-2反映了潍坊市人民医院的相关情况。

表6-2　　潍坊市人民医院2005—2006年医疗工作量及工作质量

项　　目	2005	2006	增减幅度%
药品收入占业务收入比例%	53.70	49.30	-8.19
每年对特殊人群进行费用减免数(人次)	272	361	32.72
当年门急诊人次数(人次)	197275	222681	12.88
当年住院人次数(人次)	14959	16009	7.02
出院者平均住院日(日)	6.7	6.3	-5.97
住院手术例数(例)	2554	2869	12.33
院内感染率%	1.6	1.4	-12.50
出入院诊断符合率%	99.1	99.4	0.30

续表

项　　目	2005	2006	增减幅度%
治疗有效率%	99.6	99.9	0.30
危重病人抢救成功率%	97	98.1	1.13
病床使用率%	84.4	85.14	0.88

资料来源：方鹏骞.2011.中国公立医院法人治理及其路径研究.科学出版社.

（2）经济效益提高。

改制之后，公立医院充满了新的活力，医院的经济效益得到了提高。改制了的潍坊市妇幼保健院在经济效益提高方面的成绩十分显著，增长业务收入7.96%，减少业务收入14.6%，业务收支结余由2005年的收不抵支转变为结余1008.2万元（李文敏，2009；方鹏骞，2011），如表6-3。

表6-3　　潍坊市两家医院2005—2006年业务收支情况

项　　目	潍坊市人民医院			潍坊市妇幼保健院		
	2005	2006	增减幅度%	2005	2006	增减幅度%
业务收入(万元)	41817	36623	−12.42	4770.9	5150.5	7.96
医疗收入(万元)	19361	18567	−4.10	3180.2	3484.5	9.57
药品收入(万元)	22456	18056	−19.59	1590.7	1666	4.73
业务支出(万元)	41220	35402	−14.11	4842.5	4142.3	−14.46
医疗支出(万元)	24846	21853	−12.05	3696.5	2923.6	−20.91
药品支出(万元)	16374	13549	−17.25	1146	1218.7	6.34
业务收支结余(万元)	597	1221	104.52	−71.6	1008.2	

资料来源：方鹏骞.2011.中国公立医院法人治理及其路径研究.科学出版社.

(3)满足人民群众医疗服务需求，降低医疗费用。

潍坊市在进行公立医院改革的过程中，更新了环境设备以及引进诸多人才之后，公立医院并没有弱化原有的基本医疗服务供给能力，反而为潍坊市周边地区的人民群众提供了更高水平的医疗服务，为满足人民群众基本医疗服务需求作出了应有的贡献（表6-4）。同时，患者就医的满意度也有了一定程度的提高。例如，作为基础医疗机构的南流镇卫生院，在2007年的门诊量达到了6806人次，住院数达到700人次，比去年同期分别上升338.3%和483.3%（王文志等，2007）。

表6-4　　　　潍坊改革医院2005—2006年医疗费用情况

项　　　目	2005	2006	增减幅度%
门诊次均费用(元)	146.50	143.20	-2.25
住院次均费用(元)	4428.00	4130.00	-6.73

资料来源：方鹏骞．2011．中国公立医院法人治理及其路径研究．科学出版社．

(4)医院员工对医院的评价提高。

表6-5反映了潍坊市改革医院的员工对医院的评价情况，数据显示，潍坊市进行改革后，改革医院的员工均表示了对潍坊医院的认可与支持，表中的公立医院内部员工对医院管理、个人职业发展的评价与全国其他医院的平均调查结果相比均有较高的得分可以证明这一点，如表6-5。

3. 综合评价

(1)效果。

潍坊市公立医院在进行了改革之后，新建了医院基础设施，提高了医疗技术水平，降低了卫生费用。医院自身的经济效益也有了

表6-5　　　　　　　　潍坊改革医院员工对医院平价情况

项目	潍坊	全国调查地区平均得分	比较情况
工作充实	1.800	1.706	↑
领导重视	2.600	2200	↑
对待员工	2.590	2.237	↑
决策力	2.205	2.196	↑
工作稳定	2.250	2.013	↑
发挥能力	2.333	2.086	↑
医院政策实施方式	2.575	2.348	↑
报酬	2.975	2.893	↑
提升机会	2.692	2.480	↑
工作自主权	2.237	2.233	↑
工作条件	2.500	2.438	↑
工作成就感	2.400	2.306	↑

资料来源：方鹏骞.2011.中国公立医院法人治理及其路径研究.科学出版社.

较大幅度的增长，医院内部员工和人民群众对于医疗服务的满意度同样得到了提升。这些提高对于医疗卫生体制改革在于解决"看病难、看病贵"问题的目标，可以说取得了部分进展。潍坊市在卫生局内部实现职能的重新设置和划分，降低了改革的成本。

(2)政策效果稳定性(可持续性)。

在卫生局内部通过职能的设置和划分实现管办分离的实践节约了成本，既没有成立新的管理机构，也没有增加新的管理人员，而是通过改善内部运行机制，来达到治理结构的优化。但是，这种治理结构以及其政策效果都是不够稳定的。

首先，这种卫生局"管办一体"的模式下建立的医院管理中心，极易受到行政权力、行政体制变革的影响。公立医院改革后，受政府委托，潍坊市卫生局作为医院国有资产的出资人行使对市直公立医院的管理职能，卫生、药监、物价、工商等部门负责监管。卫生局内部虽然有监管和管理的分工，但是内部人监管内部人的现状无法在这种制度下改变，行政权力在这种"管办一体"模式下仍存在影响。

其次，在医院产权结构和治理问题上存在不稳定性。即是在这种"管办一体"模式下形成的出资人、董事会、管理层等存在构成、决策的不确定性。潍坊市在医院建立起法人治理结构，其中，卫生局行使出资人权利，卫生、财政、人事等多个部门构成的类似联席会议的组织代行董事会职能，公立医院院长以"总经理"身份行使管理权，这种组织安排在构成上仍然是行政管理，在决策上由于利益相关者代表的利益不同可能会造成错误决策、延误决策等。同时，潍坊在院长任命、医院决策等问题上，医院可以根据自身需要适应性地进行相应的改革，也因此使得医院的改革失去了明确的目标，是一种自发性的行为。这种缺乏成熟的产权结构和治理结构的应激性行为，本身是极不稳定的。

（3）一致性（环境适应性、宏观政策环境）。

伴随医疗服务行业引入市场机制，市场在医疗卫生领域发挥作用，医院的产权制度、治理结构改革和政策调整必然波及整个卫生服务领域，这种变革的基本原则就是引进、加强市场机制在医疗卫生服务领域的作用，通过竞争达到降低医疗费用、提高医院服务的效率、改善医疗服务质量的目的。

潍坊市公立医院改革在筹资融资、市场进入程度等方面还存在问题。如在筹资融资方面，虽然潍坊市适当放开一部分医疗卫生服务，但是市直属的7家公立医院作为独立社会事业单位法人，其筹资渠道仍是以政府财政拨款、医疗收费、药品加成为主，筹资渠道单一，在卫生服务市场逐步放开的过程中，筹资渠道不能从市场中获得资金，将无法适应市场环境。

二、无锡模式

江苏无锡市是我国第一个进行"托管制"公立医院改革的城市，也是"无锡模式"的代表城市。该模式最主要的特点是在"四个不变"的基础上(即坚持医院所有制的公有性质、医院属于事业单位、职工身份及相应的工资待遇不变)，适度分离医院的所有权与经营权，对公立医院管理体制、经营机制、人事制度、分配方式以及投入机制进行改革。在改革之后，无锡市卫生部门不再干预医院的经营和管理，而是进行宏观管理和监督。

1. 改革进程

从 1984 年起，无锡市卫生局就开始探索医疗卫生体制改革的实践，先后在院长聘用上实行了"院长任期目标责任制"和"综合目标责任制"。2001 年 6 月，无锡市成为我国唯一对医院进行所有权和经营权适度分离"托管制"的试点城市，并于次年在全市市属医院中全面推开。托管制改革之后，在医院管理与经营上，无锡卫生行政部门只是进行宏观管理和监督，不再进行直接干预。2005 年 9 月 29 日，由无锡市政府授权、代表着以管办分开为主要内容的无锡市医院管理中心正式成立，标志着无锡真正意义上"管办分离"改革的开始。

2. 改革内容

2005 年，无锡市医院管理中心成立。医管中心被归类为行政管理类的事业单位，级别为正处级，代表市政府作为公立医院国有资产出资人行使权责，对于卫生局则是接受其业务指导以及全行业的行业管理。在资产分配方面，划归医院管理中心的有 9 家市属医院、1 所卫校和 1 所公司；而有关公共卫生的疾病预防控制中心、卫监所、中心血站等事业单位仍属于卫生局管理之内。在医院管理中心部门设置方面，设置了 7 个正科级建制的部门，分别为公共事务部、党群工作部、医疗发展部、人力资源部、资产财务部、质量投诉部共 6 个职能部门和纪委监察室。无锡市医院管理中心是在不改变公立医院性质前提下，借鉴香港医院管理局的模式框架，在当地政府充分调研卫生事业发展情况的基础上，实行专业、自主、高效的管理。

（1）决策权。

无锡医院管理中心成立后，作为卫生国有资产出资人，履行出资人职责，管理其所属的卫生国有资产，是政府办医的责任主体和国有资产管理的责任主体，行使政府作为公立医院出资人的决策权。其决策权主要是两个方面，其一为聘任和考核所属公立医院院长，推行"综合目标任期责任制"，其二是在人事、资产、经营上，扩大医院的自主权。卫生局将医院的经营权，人才的流动、职工的聘用和辞退等人事权和一定的经济分配权等下放给了医管中心和公立医院，使得医管中心和公立医院的管理者能够对公立医院的经营和管理进行一定程度上的自主决策。

无锡医院管理中心的权责主要集中于把握医院宏观方向、配置医院资源、管理医院经营方面。首先是贯彻国家、省市各种法律法规和规章，执行医疗卫生规划及国家制定的卫生标准和技术服务规范，在这些规定的基础上，编制所属医疗卫生服务资源的需求规划。其次，负责举办、管理国有市属医院的资产运营及使用，管理其人、财、事、物，并承担市政府和卫生行政部门下达的任务，以确保公立医院基本医疗服务和公共卫生服务的相关社会功能。同时，促进医疗卫生服务多的元化发展。再次，在医院管理方面，参与并协助全市职工医疗保险及社会保障制度的改革，审核所属单位培养教育的管理办法，并协调和指导无锡卫生学校的工作，并承担上级交办的其他事项。

在医院管理方面，改革加强医院经营集团和院长的自主权利，赋予院长在人事、财务、日常管理的决定权。首先，党委书记、院长、副书记、副院长和工会主席构成医院经营集团，集团决策医院日常管理工作，并最终由院长决定。其次，院长是公立医院的法人代表，在医院的资产经营活动、医疗服务行为方面负总责，并由医院管理中心聘任及考核。再次，在人事管理上，医院院长有提名建议权，可以建议院级行政领导的构成；可以提名副院长，在上报有关部门审核、同意后，进行聘任；可以提名医院中层干部，经集体讨论后，进行聘任。在财务管理方面，院长可以对一般性固定资产进行处置，对工资奖金进行分配。在日常管理上，对于内部机构的设置，院长有自主决定权，自行进行科室的调整设置、医疗服务内容和项目，可以决定科室编制和人员组成。

"托管"的医院在进行改革的过程中，推动和不断深化医院的人事、分配激励制度的改革。首先，进行岗位的定员、定编、定岗以及定任务，在此基础上，针对专业技术人员实施技术职务的评聘分开制，针对行政人员实施职员聘任制，针对工勤人员实施岗位合同制，医院与人员双向选择之后竞争上岗。其次，全面实施岗位工资制。原先按照国家政策给予的工资被存入了档案，按照向优秀人才和关键岗位倾斜的原则，重新制定分配方案，按照岗位的重要程度给予薪酬，从而拉开分配档次。与此同时，在人事制度上，将用人单位和人事关系进行分离，推进代理制的实施，解决医院员工"易进不易出"的制度难题，从"单位人"向"社会人"的过渡步伐不断加快。

（2）剩余索取权。

对医院的激励主要是名誉激励，加之以少量的经济激励。由于医院的事业单位行政并没有改变，行政责任是主要的约束，而经济的约束主要是风险保证金。

（3）市场进入程度。

无锡市加强公立医院市场进入程度的措施主要是变革财政拨款的方式，尤其是员工薪酬的方式。以5%年增长的基础上进行卫生人员经费的投入，以项目补助方式的"定项拨款"取代了过去的"定额拨款"方式，统一调配财政经费拨款和卫生统筹经费，从而建立"养事不养人"这种卫生经费的补偿投入制度，一改过去"等、靠、要"的难题以及争编制、争经费而不注重医院内部管理的状态。改革后，卫生行政部门能够得以将有限的卫生经费与资源集中到重点领域，用于重点项目、医院、专科的建设和培养人才，用于预防保健等公共医疗服务事业的发展。

（4）问责制。

在公立医院内部，院长要接受党组织和职代会的监督，重大决策要经过职代会表决才能通过。工会也在监督方面有着极为重要的作用，每年工会将征集组织员工的意见并上报医院领导，并对院务公开工作负责。

在医院管理中心方面，医管中心的主要职责是进行总体的规划与决策，聘任和考核公立医院党政主要领导，进行投资决策，优化资源配置。在这些职责中，考核医院院长是其重要的职能，其余的医院主要领导则需要年终述职及测评，其考核方式是用平衡积分卡进行考核。医院主要领导的薪酬以基本工资加奖金的形式，与考核结果挂钩。在绩效考核评估中，医院管理中心在医疗费用增长方面的指标十分清晰，规定门诊和住院人均费用每年增长不得超过10%，每超过1%，将扣除2%的医院绩效评估分配额。

在外部监督方面，卫生局将直接行政管理的职能转移给医院管理中心，原有直属单位的上下级行政关系转变为行业监管。卫生局的主要职能变为对医疗卫生行业进行依法监管，管理公共卫生事业，而不是医疗领域。卫生局在外部对公立医院进行宏观的监管。

（5）社会功能的提供。

从 2005 年开始，无锡市开启了政府购买公共服务改革，与医院签订购买合同，组成评估小组，进行综合评估。例如，无锡市和民营安国医院签订结核病防治合同。按照合同的要求，对服务质量、计量、进度、成果等制定评价标准，与供方的服务进行比较和考核。在合同要求完成的情况下，将全额支付费用；如果没有按合同完成，将扣减相应的费用。

3. 改革成果

无锡市从实施"托管制"以及"管办分离"改革以来，取得了十分积极的效果。

第一，财政不再通过卫生局拨款给医院，使得卫生局能够将资金投入到公共卫生事业，促进公共卫生、农村卫生、社区卫生等"大卫生"的发展。改制后，卫生局投向疾控中心、卫生监督所、中心血站、急救中心等留在卫生局的事业单位的统筹资金 3310 万元，占投入总额的 50.3%。投资一亿建设新的疾病控制中心，其建筑面积将达到 2.2 万平方米；市卫生监督所得到立项，面积 4000 平米。另外，社区卫生服务覆盖率在城区达到了 100%，农村达 87.2%，全市总体卫生服务健全率从原来的 72% 上升到 94.9%（邓国胜、纪颖，2007）。

第二，促进了公立医院本身和医管中心的发展。托管制改革之后，无锡市市属医院增长了 50% 的资产，医院职工收入也获得了超过 1 倍的增长。到 2006 年，医院管理中心成立之初总资产为 25 亿，固定资产为 18 亿；而现在总资产 28 亿，固定资产 20 亿，净资产近 21 亿，为医院的进一步发展奠定了坚实的基础。以中医院为例,其规模得到了扩大,业务量和收入获得了 20% 以上的增幅,编制床位由 260 张增加到 450 张,而实际开放床位增加到了 600 张以上。服务质量也得到了极大的提高,据统计,医疗纠纷量在医管中心层面下降了 40%,在所属医院层面下降了 30%(邓国胜、纪颖,2007)。

第三,降低了医疗费用,一定程度上缓解了无锡"看病贵"的问题。目前无锡医疗卫生费用的增长幅度均低于市人均收入和全国医疗平均费用及全国人均可支配收入。无锡全市人均收入增长12.1%,而门诊费用平均增幅 8.48%,住院增幅 8.68%;而同期的全国平均增幅分别为 8.9% 和 13%(邓国胜、纪颖,2007)。这说明通过改革,无锡市建立的托管制降低了医疗费用(见 6-6)。

表6-6　　　　　　　　　　**无锡市卫生事业基本情况**

年份	卫生事业费占财政支出百分率(%)	卫生系统固定资产(万元)	平均每一门诊人次医疗费用(元)	平均每一出院病人医疗费用(元)
1998	4.20	127938	73.84	4126
1999	4.25	163200	80.57	3088
2000	3.32	241014	93.13	3199
2001	2.38	293540	98.53	3460
2002	2.35	461614	104.68	3506

资料来源:王建中.2004.公立医院体制改革中的托管制研究.苏州大学硕士论文.

第四,无锡市公立医院的服务质量得到了提升。不仅在出院人数、门急诊人数、治愈好转率等指标都反映了质量平均水平的提高(见表6-7),而且在有关医疗质量的检测中也获得了良好的结果,在病历检查中,受检的 5 家无锡三级医院的甲级病历达 99% 以上,且没有丙级病历；在省卫生厅进行的质量暗访中，分获第二、三名（王长青，2008）。从这些侧面的证据反应了公立医院体制改革给无锡带来的好处。

表6-7　　近五年无锡市市级公立医院工作质量平均水平

年份	出院人数	门急诊人数	实际占用总床位数	病床使用率	出院者平均住院天数	治愈好转率
1999	12679	562477	198891	98.6	15.6	94.1
2000	14130	537031	205734	99.4	14.3	94.7
2001	17394	598419	241756	104.8	13.6	96.3
2002	20296	629423	272276	116.5	13.3	95.8
2003	22692	668141	294645	124.2	12.8	95.8

资料来源：王建中.2004.公立医院体制改革中的托管制研究.苏州大学硕士论文.

4.综合评价

（1）效果。

"托管制"改革是为了解决无锡当地卫生资源缺乏、医疗服务质量低、卫生技术人员匮乏、患者外流等问题而提出，改革取得了初步成效。首先，促进了公立医院机制改革，确保了医院经营管理集团的管理自主权，使得公立医院的内部运行机制更有责任、更富激励、更能约束、更好竞争。其次，提高了公立医院的医疗服务水平和服务质量，并吸引了卫生技术人才。再次，实现了国有资产的保值增值，转变了卫生行政部门的职能。

（2）稳定性。

无锡的托管制改革是医院自主化革新的一种尝试，但各方面都是不彻底的，也使得其政策效果的稳定性存在疑问。

首先，公立医院产权不明晰，产权仍然隶属于卫生行政部门，医院不具法人所有权，国有资产没有具体行使所有人权利的代表，卫生行政部门仍处于越位的状态下，公立医院合理的出资人制度仍处于缺位状态。

其次，医院自主权不平均，在人事和财务上的决定权大小不一。医院院长手中的人事权利很小，人事权利仍需要在编制框架内行使。然而，医院对于购买设备、基建等财政权利有很大程度上的决策权。这种自主权下放程度的不平衡、不合理挑战着制度的稳定性。

再次，现代医院管理制度没有完全建立，内部治理结构仍不完善。公立医院院长仍要由卫生行政部门进行任命，行政色彩浓重，不仅自身的任命无法自主，而且也无权选择其他主要的行政领导干部，更没有科学的岗位设置和绩效考核体系，这种行政体制阻碍竞争上岗和激励机制发挥作用，不利于激发医疗工作者的积极性，其政策效果的稳定性和可持续性将大大折扣。

（3）一致性。

无锡医改中政府监管、市场进入程度、社会功能的提供、配套制度改革等相对滞后，影响了其与医疗服务市场的一致性。托管制改革并没有使医疗服务提供者多元化，医院的绩效中社会评价、病人满意度、卫生行政部门评价等指标没有得到直接的体现。卫生服务产品中的社会受益服务项目应由政府承担成本，但是政府并没有进行这种责任的认定，导致公立医院服务目标的模糊，与其面向市场和与宏观环境相适应的愿景相违背。与此同时，与公立医院改革相配套的财政、人事、投资融资、社会保障等体制改革都相对滞后，没有形成良好的改革环境，也没有与市场机制相适应的筹资机制，其一致性无法得到保障。

三、苏州模式

苏州公立医院的"管办分离"改革，以建立法人管理实体，明确权、责、利的划分，通过组建或者公开招标选择非营利医院管理机构。通过改革，医院管理机构行使医院管理权，实行医院的自主管理；政府履行监管职能，负责购买公共服务；卫生行政主管部门行使宏观调控和监管职能。

1. 改革进程

苏州市于 2004 年 4 月 27 日，发布了旨在公立医院试行管办分离的文件——《关于市属医院实行管办分离改革的试行意见》，将首批 6 家医院纳入改革，分别为：由第二、第三、第四人民医院重新整合后建立的"苏州市立医院"及其医院管理中心；其余三家医院管理中心分别为市第五医院、市中医院和市广济医院。这些均为"民办非企业单位"。这 6 家医院的固定资产所有权仍属于国有，在这一基础上，有卫生行政主管部门与医院管理中心签订管理权转让合同，将管理权赋予医管中心，中心则依据转让合同对下属的公立医院进行管理。

2. 改革内容

苏州模式的特点是将医院管理权交由医院管理中心，进行自主管理。政府将全市 10 余家医院的管理权通过组建或者向社会公开招标的形式下放给具有非营利性质的医院管理法人——医院管理中心，在政府监管下实现医院的自主管理，由政府对公共服务进行购买，以实现医疗与卫生两大领域的分离。主管卫生行政的部门签订管理权授让合同将公立医院管理权赋予各自的医院管理中心，合同期暂为 3~5 年。在改革之后，医院管理中心拥有诸如用人权、分配权、限额以下项目建设以及设备采购决定权等人事、薪酬、财务权利，并采用理事会制度。卫生局则受政府委托代行对医院的监管和考核职能。

（1）决策权。

医院管理中心设置有理事会，实行类似于董事会的理事会制度。

理事会的构成，是选举理事长，并由理事长聘任院长，形成类似于企业董事会——经理层的设置。理事的资格一般要求一级科室主任以上、年龄一般小于60岁的医院行政人员或者业务骨干，主要由医院职工代表大会进行选举予以确认，并上报卫生局进行审核。

医院管理中心行使医院的用人权、薪酬分配权、采购限额以下项目建设及设备的决定权，其中在人事制度方面的变革十分明显。第一，医院现有在职职工，均由医院管理中心理事会重新进行定员定岗，并采用竞争上岗方式进行。理事会有权自主决定招聘人员，其时间、条件、方式与数量均交由理事会决策，全员实行聘用制以及人事代理制度。第二，理事会可以自主决定公立医院内部机构的设立、职能的调整与机构的撤销，对科室岗位设定也有决定权，并不要求其机构设置与卫生局实现上下对口。第三、管理中心在成立之后，对员工实行了分别对待，对未能通过竞争上岗的人员，进行待岗处理，只发放档案工资，其人事档案交由卫生局统一代管；对截至2004年6月30日满30年工龄或者处于法定退休年龄5年内行政、后勤的员工，进行内部退养，记发本人档案工资；对2004年7月1日之后通过聘用的新进职工一律与管理中心签订劳动合同，由管理中心进行管理，并参加城镇企业职工基本养老保险；通过对不同人员的区别处理，实现了新老员工聘用方式的交替，也降低了改革的阻力。

（2）剩余索取权。

与人事管理自主权相适应的是薪酬和收益分配的自主权利。苏州模式赋予了医院管理中心部分净收益分配的自主使用权，净收益的另一部分要作为政府专项收入构成医院发展的经费，200万元以上的投资项目，须得到政府批准。同时，为了减少改革阻力、维护医技人员的权利、维护人员队伍的稳定性，医院理事会实行了一定总额工资范围内的岗位绩效工资制，拉开医技人员的薪酬水平，提高医院内部竞争和运行效率。

管理中心及其理事会成立之后，由于理事会对医院现有在职职工重新进行定岗定员、采取竞争上岗，职工原来的工资走入档案，不再采取"大锅饭"的方式，重新设计岗位薪酬分配方案，形成了岗位工资制。岗位工资制是以合法、公平、激励、竞争为原则，结合医院人员结构、科室状况、业务特点，将工资分为基础工资、岗位工资、绩效工资三大构成部分，分别以 40%～50%、25%～35%、20%～30%的比例进行确定（赵明、马进，2007）。其中，基本工资实行全院统一标准。

理事会成员以年薪制领取报酬，由岗位薪酬与理事会内自主分配收益两个组成要素构成。按照合同中各项指标在每年末的指标完成情况，对理事会成员进行奖励。理事长最高可获得 12 万元、副理事长 9 万元、理事 6 万元（赵明、马进，2007）。相应地，如果没有完成合同规定的指标，将从年薪中扣除相应的金额。

（3）市场进入程度。

医院管理中心成立之后，政府出资方式有了变化。即开始对医院全部资产进行财务审计和清产核资，其中的流动资产以现金形式由政府收回，医院管理中心自行解决今后公立医院的日常运转的资金。财政投入医院的拨款方式不再采取按编制人头进行拨款，而是一次性核定三年的财政投入经费。经费不包括大型设备、基建项目在内，在前三年平均费用的基础上增加 3%。在总支出上，以 2001 至 2003 年三年的平均收支核定医院总支出的相应比例。原定的医院基础建设项目、在建工程、设备更新等非日常发生的费用由专家论证后，政府将予以全额或者部分专项拨款，使得医院能够在没有负担的情况下，更好地面向市场提供医疗服务。

管理中心的出资方式则体现了一种激励手段。管理中心的注册资本是依据医院的业务规模来予以确定的，其比例是医院业务收入的5%到10%，其中提取综合医院的5%、专科医院的10%（赵菡、曹小燕，2004）。由理事会成员按上述的固定比例一次性以现金形式向卫生部门缴纳，作为注册资本出资，其中，理事、副理事长、理事长出资系数为1、1.5、2.0（赵明、马进，2007）；这种注册资本在合同期内不能转让也不能抽回，这使得理事会的成员成为出资人和管理人。这种资金又具有另一种性质，即为风险抵押金和保障金，这是考虑到医院国有资产可能产生资产风险和管理风险而设置。可以将经济风险分散给了各理事会成员，能够制约理事成员的行为。公立医院继续保留事业单位的建制，使用财政票据，以医院为核算单位，继续享有税费减免。

（4）问责制。

在医院管理中心成立之后，市卫生局不再对公立医院的正常运行进行干预，转而集中力量进行全市医疗机构的准入、规范与监督等相关职能的完善，以实现职能的转变。苏州市卫生主管行政部门受政府委托，监管公立医院的运行和经营，主要是对某些核心指标进行考核。这些指标主要针对有关医疗卫生服务费用和公立医院社会功能的提供，包括以下几大部分：①政府指令下达的任务，包括合同期内公立医院发展的目标、医疗急救、重大活动过程中的医疗保障、对公共卫生突发事件进行应急处理的情况等等；②诊疗收费相关指标，包括门诊次均收费水平、出院次均收费水平、单病种医疗费用等等；③医疗服务质量指标，包括药品价格水平、药品收入占比、平均住院天数、质量控制综合评定以及社会综合满意度等相关指标等等。通过对这些指标的掌控，能够更好地确保公立医院的国有性质不变，保证基本医疗服务的提供。

医院管理中心如果达到指标要求，将会得到合同规定的管理费用；一旦未能达到合同规定的指标要求，则将被扣除相应的管理费用。而卫生局通过合同和加强指标考核的方式，让理事会的成员们自发去关注这些社会功能指标的实现。同时。一旦发现管理中心进行违约、违规操作、弄虚作假，违反合同规定的行为，对公立医院国有资产进行擅自进行处置和转让，政府有权终止合同并回收管理权。

政府对市属医院依法加强监督，不断完善考核评估体系，对医院进行委派财务总监，以确保国有资产的安全与增值。财务总监接受市财务总监办公室和卫生局双重领导，负责监督医院财务运行与资产管理，可以列席理事会会议，从而加强政府对医院的财务监督。

(5)社会功能的提供。

公共卫生服务诸如公共卫生突发事件过程中的应急处理、医疗急救活动、重大活动中进行医疗保障服务等由政府指令下达给公立医院完成。

3. 改革效果

苏州市公立医院通过资源的优化配置，建立医院管理中心，进行"管办分离"，政府从医院的具体行政管理抽身出来，进行宏观的监管管理，取得了苏州市整体卫生资源的的发展。床位数、医院职工数量都有了提高。同时，随着医院管理中心的成立、理事会制度的建立，医院收益方面也有了长足的进步，如表6-8所示。

表6-8　苏州市公立医院管理体制改革前后相关指标

相关指标	2004 年	2005 年	2006 年
床位数(张)	702.50	716.25	732.25
职工总数(人)	1038.25	1034.75	1063.75
职工平均收入(元) (包括工资与奖金)	44458.93	51276.63	52122.27

续表

相关指标	2004 年	2005 年	2006 年
医院收入(万元)	23823.00	27918.00	28079.74
医院支出(万元)	23580.00	17322.00	27745.78
医院结余(万元)	242.00	595.00	333.9625
药品收入占总收入(%)	50.60	49.64	46.7625
财政投入占总收入(%)	11±3.80	9.6±5.90	13.9825
门诊均次费用(元)	194.7±28.30	196.4±28.60	186.795
住院均次费用(元)	8562±820.60	8988.6±846.90	6162.823
医生年门诊人次(人次)	1804.8±330.40	2051±389.80	2200.75
医生年出院人次(人次)	47.8±5.53	54.6±5.23	50.25
资产负债率	23.1±1.47	26.5±4.06	25.5625
CT 阳性率(%)	77.8±1.47	76.8±2.62	73.62

数据来源：赵明、马进.2007.苏州市公立医院管理体制改革剖析.中国医院管理，第9期.

4. 综合评价

(1)效果。

苏州公立医院改革通过理顺治理机制、明确医院的责任、强化政府对医院的监督，确保了公立医院的公益性发展方向。苏州医院管理中心的设置使原本模糊的国有资产所有者身份得到确定，医院院长经营者的身份得到确认，创新了公立医院内部机制。同时，改革允许社会力量参与公立医院管理，将卫生行政部门从医院具体运行的事务中摆脱出来，更好地履行全行业监管职能。苏州医院管理中心的成立是一种有益的探索。

(2)稳定性。

苏州医院管理中心在内部治理结构方面仍存在一定问题。首先，人员退出机制不健全，竞聘落岗的人员在目前实行鼓励到一线或者内部退养的政策，其竞争激励机制作用的发挥将会大打折扣。其次，管理中心的管理费用如何计提，目前卫生行政部门负责按照合同规定的指标对医院管理中心进行考核，其考核方式没有明确的方案。再次，现在的医院管理中心成员多为医院领导、临床和行政人员，其管理意识和水平都有待提高。

（3）一致性。

苏州医院管理中心对于市场的适应性、一致性仍有所欠缺。医管中心是非营利的民办非企业法人。因此，投资者不能取得其投资所得的利润，对于投资者的激励不足。同时，缺乏投融资机制，在政府放手之后，其筹资渠道的单一，医院管理中心为医疗卫生行业筹集资金的能力有待观察。

四、上海模式

1. 改革进程

上海市从 2002 年开始进行医疗卫生体制的改革。组建于 2002 年 3 月的上海申康投资有限公司，作为市政府进行投资的主体，代替政府履行政府办医、为医院筹资的职能。同时，为了节约成本、减少改革阻力，在人员配置和资产配置方面进行了设置。申康投资有限公司的人员的来源分为三大部分：①管理人员来自原来的卫生局规划建设处和财务处。②基层人员则通过外部招聘，以补充新鲜血液。③领导层部分地由卫生局领导成员兼任，负责参与、提出、议项、论证医院基础建设项目。资产方面，公司的资产包括卫生局国资办的存量资本，占公司资产 70%，以及政府增量资产，构成了申康公司资产的其余 30%（邹丽伟，2011）。

2005 年，上海市政府颁布了《关于推进本市医疗机构管办分离改革的方案》，上海市委市政府批准设立上海申康医院发展中心，撤销了与申康中心有职能交叉的上海卫生国有资产经营有限公司，实行"一套班子，两套牌子"，由单纯的医疗投融资机构转变为医院管理中心，以减少国有资产运行和管理的层次。同时规定，上海申康医院发展中心为与卫生局平级的国有非营利性事业法人，包括瑞金医院、华东医院等23个市级直属医院划归其管辖，总资产超过100亿。申康医院发展中心作为"两个责任主体"（市级公立医疗机构国有资产进行投资、运营、管理的主体，政府办医的主体），负责举办和管理市级公立医疗机构。同时，申康中心也接受市国资委的委托，履行公立医院国有资产的出资人职责，对公立医院进行管理与监督，并负有国有医院资产保值增值的责任。

公立医院改革后，市级公立医院的政府补助款项直接划拨到申康医院管理中心，再由申康中心分配到各医院，集中回收卫生国有资产所有权，规范医院的投资和资产处置行为；同时，为了保证公立医院作为法人的独立性，赋予医院院长自主经营权，包括人事管理权、组织内部机构设置权、经济分配权以及执行年度预算的权力。而上海市卫生行政主管部门摆脱了对医院的行政管理，开始侧重于对最基础、广覆盖的社区医院建设和公共医疗服务的供给。

2. 改革内容

申康模式的突出特点是通过各项制度的建立与不断完善，确立公立医院的独立法人地位，加强公立医院国有资产的管理，保障其保值增值。第一，完善国有资产出资人制度。作为政府公立医疗机构投资主体的申康发展中心，代替政府承担举办公立医院、进行非营利性投资的职能，成为市级公立医院国有卫生资产的出资人，以解决医院所有者"缺位"的问题。第二，确立了政府行使权力的新格局。即：放手经营权给医院、确立出资人以正确运用所有权、脱离具体管理来行使宏观调控权。首先，卫生行政部门从卫生国有资产具体运作与管理中脱身出来，集中精力进行医疗市场的监管。其次，申康中心所具有的国有资产管理职能，实现了所有者与经营者身份的分离以及资产管理和具体运行的分离；最后，赋予公立医院独立法人的地位，以保证产权清晰。第三，管办分离，促进政府职能转变，确立医疗与卫生的分界。政府从公立医院的具体管理中脱离出来，重心转移到了基层社区医院的建设，社区卫生服务中心基本医疗服务的功能在改革中得到了加强。第四，保持医院公有制性质，防止国有资产的流失，确保公立医院公益性。改革后，公立医院仍属于国家所有，实施卫生福利政策，为人民群众提供及时、适宜、能够承担的基本医疗服务，为实现"人人享有健康"的目标作出贡献。第五，实现公立医院投资、融资的多元化发展。政府利用剥离直接管理和宏观调控的方式，为放开医疗服务市场提供了条件。申康中心作为公立医疗机构投资的责任主体，吸引国内外投资机构以参与上海区域性医疗组织机构的建设，逐步形成规范有序、高效配置的医疗市场格局。

（1）决策权。

申康医院管理中心设立由国资办、财政局、发改委、医保局、卫生局等部门领导组成的理事会，作为中心最高决策机构，行使决策权、资产收益权和相关人事权。根据《上海市人民政府办公厅关于上海申康医院发展中心理事会组成人员的通知》（沪府办发【2005】29号），理事会成员由上海市人民政府任命，设理事长一名，由分管卫生的市政府秘书长担任，兼任党委书记，为行政高配；设副理事长两名，由卫生局、国资委各派一名担任，其余理事由医保局、卫生局、财政局、发改委、教委、药监局、医科大学（原部分医院资产所有者）等分管的副职担任。理事会成员如有变动，由其接任领导自然替补。同时，理事会不是采取投票机制，而是类似于固定的联席会议或者政府领导小组。申康理事会来自市政府、卫生局、财政局等重要行政部门，有利于树立申康的权威，架起与政府沟通的桥梁，更有利于工作的开展。

对于管理，中心实行理事会领导下的主任负责制，主任负责理事会决策的实施，并对日常经营管理负责。申康医院发展中心设置了与职能高度相关的规划发展与绩效评估部、资产监管部、投资建设部、医疗事业部，以及辅助的办公室、财务部、党委办公室、组织人事部(纪检监察部)等部门，共有编制50多人。

申康医院发展中心的职责主要是卫生局剥离后的公立医院的具体职能，主要是三个方面：第一，根据有关卫生工作的各项方针政策，对市级公立医院重大决策负责，持有资产权益，聘用公立医院经营者，以办好市级公立医院。第二，作为公立医院投资责任主体，负责投融资、建设、管理运营国有卫生资本，并对资本运行情况进行考核，从而确保政府办医宗旨的实现以及国有卫生资产的安全和保值增值。第三，继续推进市级公立医院的结构变革，不断完善管理机制以适应医疗卫生市场的竞争，建立约束和激励机制以提高公立医院的效率，不断提高政府办医的质量和效率。

(2)剩余索取权。

申康医院发展中心通过对市级公立医疗机构的书记、院长的绩效考核指标体系，对书记和院长的薪酬进行分配，具有一定程度的剩余索取权。

(3)市场进入程度。

上海申康医院发展中心总资产的70%部分是国资委授权经营的资产以及经过资产评价的存量资本。申康医院发展中心以政府投资责任主体的身份，不但承担对政府举办医疗职能中的非营利性固定资产进行投资的职能，而且通过从银行、企业等社会主体吸收资金，为医疗筹集医疗服务发展资金，进行医疗资产的企业化管理和市场化运作。

(4)问责制。

在医院治理结构内部问责机制方面，政府通过监管理事会成员的组成和任命、委派财务总监的方式，对申康中心的运行进行监管，并能够通过人事与财务制度的安排贯彻政府的意图，保障国有资产安全和增长。同时，建立了院长和书记的业绩考核指标体系。设置监事会，对申康的国有资产运营情况、财务活动、经营管理活动进行监督。

上海申康医院发展中心于 2006 年开始试行直属公立医院党委书记业绩考核指标体系，针对党委书记的党建工作业绩进行量化考核，从而确定党委书记的业绩水平。初步建立了由定性和定量指标相结合、包含五个维度 16 项指标组成的书记业绩考核指标体系。中心建立了大型公立医院干部管理机制，建立了定性、定量指标相结合、包含五个维度、23 项指标的市级公立医院院长年度绩效考核指标体系。

在外部，既有上海市国资委对申康中心的国有资产运行状况进行监督，又有卫生局对行业的宏观管理和业务指导，构成对申康医院发展中心的外部问责机制。其中，卫生局是外部监督的主要部门。

(5)社会功能的提供。

上海申康医院管理中心成立后，上海市直属的公立医院划归其管理，而上海的二级医院(区中心医院)和一级医院(地段医院和社区卫生服务中心)保持原有的体制，由卫生主管部门进行管理，为人民群众提供基本医疗卫生服务。

3. 改革效果

申康医院管理中心成立后，在解决"看病难、看病贵"方面取得了较好的效果。首先，医疗费用上涨的趋势得到控制，总费用增长速度趋缓，均次费用增幅低缓增长。以 2006 年为例，上海市级医院平均住院日 14.89 天，较上一年缩短 1.20 天，且 23 家医院均呈下降趋势。门急诊、住院、手术人次等稳步增长。市级医院门急诊和住院手术人次较 2005 年分别增加 9.70%、13.34%、13.37%，占全市各级各类医院的比重分别为 17.41%、23.05%、28.12%（陈建平，2009）。同时，申康中心在成立后，推出医联工程、日间手术、日间化疗、临床路径、便民服务中心等，一定程度上缓解了"看病难、看病贵"难题。

4. 综合评价

（1）效果。

从出资人方面，上海申康医院发展中心作为政府投资的主体，组建了国有资本出资人机构，并以出资人身份，推动市级医院转制，为进一步医疗卫生体制改革铺设了道路。从体制方面，申康模式可以较好地让国家管好所有权、放开经营权、行使宏观调控权。卫生行政部门从医院具体行政管理、国有资产具体运行工作中抽离出来，只进行全行业监督管理、进行宏观调控，实现了管理经营权和监督管理权的分离；申康医院发展中心执行国有资产管理和具体运行的职责；公立医疗卫生机构实现了产权明晰的目标。从医院所有制方面，保留了医院公有制的性质，大多医院仍属国有，是卫生福利的实施者，符合群众的心理承受能力。在市场进入方面，上海市政府赋予申康中心吸引社会主体投资医疗卫生服务领域，放开了部分医疗市场，引入除了政府之外的主体进入医疗市场领域，实现了公立医院融资多元化。

（2）稳定性。

上海申康医院发展中心建立了比较完善的法人治理结构，其组织结构稳定性有明显的优势。首先，在中心成立了理事会，确立理事会领导下的主任负责制，建立监事会，形成了类似董事会—经理层—监事会的企业法人治理结构，完善了决策、执行、监督的相互分离、相互监督的机制，是现代管理制度的重要原则，也是组织正常运转和发展的重要保证。其次，直属公立医院书记和院长绩效考核指标体系，是保持组织及成员积极性、提高组织效率的重要手段，产生的政策效果和考核体系的激励作用一致。

在外部，卫生局行使全行业监管的职能，形成外部监督机制，完全从医院行政管理中脱离出来，避免了行政命令式管理的弊端，使得卫生局能够在宏观管理上发挥更大、更稳定的作用。

（3）一致性。

申康医院发展中心构建了较为稳定的法人组织结构，面对日益放开的医疗卫生市场竞争能够有效地应对，并在竞争中取得较为有利的地位。同时，在所有制仍为公有制的情况下，申康中心能够保障医疗卫生事业的公益性。

五、宿迁模式

宿迁模式最大的特点就是拍卖全市的医院，进行民营化改革，让医院实现市场化、自主化的管理，政府完全退出医疗卫生直接管理，行政主管部门只履行基层卫生机构的兴建、进行宏观公共卫生管理的职责。管理手段由行政直接管理转变为依法管理为主、行政手段为辅。

1. 改革进程

宿迁市地处苏北，总人口517万，经济发展较为落后，地方财政收入较少，卫生资源严重不足且配置不平衡。宿迁市政府包办了医疗卫生服务机构的举办和管理，导致了当地医疗卫生事业发展缓慢、医疗服务供需失衡、长期的问题累积成突出的"看病难、看病贵"难题，主要表现在以下几个方面：①宿迁经济发展较为落后，导致医疗卫生资源总量小；长期的政府包办，导的医疗卫生结构不合理；医疗卫生事业发展缓慢与当地人民群众需求的快速增长，导致了人民群众的医疗服务需求得不到满足；②政府包办医疗卫生、财政投入严重不足、医疗卫生事业发展缓慢，导致基层医疗卫生条件差、"看病难"难题无法解决。全市乡镇卫生院在1999年年底总资产只有17058万元、总负债则为8300余万元，资产负债率达到了48.8%，床位利用率仅为20%；③政府垄断医疗服务市场，政府竞争主体意识缺乏，医疗服务费用难以控制，医疗服务价格从1996年至1999年的四年间持续上涨，医院人均门诊费用上升了37.49元，费用上升近一倍；乡镇卫生院的人均门诊费用由29上升到37.62元，出院病人平均费用由1535元上升到2159元；④分配机制落后，医疗卫生单位职工工作的积极性低、服务态度差，"大锅饭"、"终身制"十分盛行（王长青，2008）。

2000年年初，为了解决上述难题，宿迁市制定了旨在开放医疗卫生市场的文件——《关于鼓励社会力量兴办医疗卫生事业的意见》并要求，政府按照"管办分开、医卫分开、医防分开、医药分开"的基本原则，进行医疗卫生体制改革，允许民营资本进入医疗卫生领域，政府则集中精力做好公共卫生工作。

自2002年起，宿迁市对宿迁地区全部的公立医疗机构（包括10个县级及以上公立医院、124个乡镇公立卫生院）进行了产权的置换，实现比较彻底的"管办分离"。同时，新建了56个不同所有制形式的医院。至此，宿迁形成了公有制、合伙制、股份制、混合所有制、独资等多种不同投资主体的产权所有制形式，政府办的公立医院几乎从宿迁地区卫生服务提供体系中退出，形成多元办医格局。产权置换改革之后，宿迁市政府利用产权置换来的资金积极建设基础卫生设施，健全公共卫生领域的功能，在疾病预防、传染病预警与防治、120急救、妇幼保健和血液采集与供应"五大公共卫生中心"的建设方面不断投入资金。同时，在农村基础医疗卫生设施方面，引导投资主体建立了"一乡两院"，即民营化的乡镇卫生院和乡镇医院,以满足人民群众基本医疗卫生服务需求、提高医院运行效率。

2. 改革内容

与苏州、上海等地的"管办分离"改革中公立医院国有性质没有变化的情况有所不同,宿迁市公立医院进行了产权的转换。宿迁市公立医院的产权置换分为两种情况:一是国有资本主导下的股份制。如,宿迁市人民医院进行了股份制改造,其股份由国有企业、地区外公立医院和宿迁市政府三个有国有性质的方面持有,董事会也由这三方的代表构成。二是民营资本的股份制。如那些被民营资本收购的医院,医院董事会主要由医院的股东构成。

(1)决策权。

宿迁市人民医院进行股份制改造之后,宿迁医院按照现代企业制度,根据决策、执行、监督三权分立的原则,设立了医院董事会、管理经营层和监事会,实行董事会领导下的院长负责制,构成了法人治理结构的基本框架。董事会由股东代表形成,负责医院重大事务的决策,来自南京鼓楼医院集团的医院院长对董事会负责,主管医院日常事务和经营活动,两者之间的权责利明确更有利于医院的科学决策和长期发展。

同时,在医院内部推行改革,不断增强医院发展活力。推行人事制度改革,加强干部队伍素质建设。取消医院编制,医院干部全部实行竞争上岗,以此方式聘任了临床医技科室主任43名、护士长23名、职能处室正副主任和处长21名。在聘任之后,为了适应医院组织结构变革,又对人事、财务、药材、设备、后勤等5个部门负责人进行轮岗和培训。对于这些中层管理者,为了提高其管理水平,每季度在医院内部举办干部管理培训班,每年又会分批派人参加由省医院协会举办的医院管理培训班,从而使这些新的中层管理者了解国内外管理动态,从而能够提高医院整体管理水平。

在人力资源管理方面，宿迁市在 2003 年和 2004 年分别制定了《宿迁市医疗机构卫技人员管理办法》和《关于医疗机构全员人事代理的实施意见》，在市、县、区分别建立卫生人才服务中心，在此基础上，推行聘用制，所有医疗机构的卫技人员都与医院签订合法的聘用合同，确立人事代理制度，让编制人员走入历史，保证人才的合法有序流动。

（2）剩余索取权。

在宿迁人民医院，按照"效率优先，兼顾公平"的分配原则，重新设置薪酬激励方案和工资分配机制，依据医院综合目标责任制实施方案的设定，在南京鼓楼医院的协助下，医院结束了"大锅饭"的分配机制，确立了绩效工资制，薪酬主要向一线倾斜。医院拥有剩余索取权。

（3）市场进入程度。

2003 年 7 月 10 日，作为国有上市公司的南京金陵药业集团与南京鼓楼医院集团进行联合，以出资 7013.6 万元为代价收购宿迁市人民医院 70% 的股份，宿迁市人民医院由单一所有制的国有医院变为国有混合所有制医院，并在收购之后对医院原有组织结构进行改制。改制后，宿迁市人民医院改名鼓楼医院集团宿迁市人民医院，成为了一所混合所有制医院，南京金陵药业、宿迁当地政府最初的股份构成为 70：30，在南京鼓楼医院以技术入股之后，金陵药业与宿迁市政府出让 10%，三者股份构成为 63：27：10（王长青，2008）。因此，宿迁市人民医院实现了资本、市场、技术、管理和品牌的有机结合，实行完全市场化的运作。

（4）问责制。

产权转化之后，医院的激励约束机制也发生了相应的变化，"大锅饭、死水一潭"一去不返，取而代之的是以绩效为依据的薪酬和问责制度。

首先，是对于院长的考核与问责。医院院长在有了权利的同时也有了义务，院长每个月将上报人事和财务报表，院长的业绩也会由报表上予以体现，其考核的主体是鼓楼医院集团。院长的薪酬则是按照南京鼓楼医院集团设计和提供的薪酬标准(主要形式是奖金和工资)；医院副院长则是由院长进行考核；南京金陵药业负责考核医院的财务总监；同时，每年都会在年终进行述职，报酬将会与考核的结果进行挂钩。

其次，各科室奖金提存比例和招收新职工的最后决策权掌握在院务会手中。药品耗材采购集中由集团进行招标，由招标结果确定药品采购。医院实行全成本核算，所有的医院开支都需要书记或者院长的签字，最后由来自金陵药业的财务总监签字认可之后才能够生效。

再次，内部监督与控制的另一个重要方式是医院职代会。职代会主要是讨论医院的重大事务，是董事会进行决策之前的有效沟通渠道，也是职工员工意见的重要反映渠道。医院每年会召开职工代表大会，大会将对医院各项规章制度提出修订意见，加大检查和监督的力度以确保规章制度的严格执行，重点则是对固定资产管理制度的认真执行力度。同时，在需要进行招标采购的药品、器械、卫生材料购置等程序时，职代会将会与院纪委、审计处全程参与并予以监督，以实现内部控制的效果。

(5)社会功能的提供。

改制后，宿迁公共卫生这部分工作，政府拨款给乡镇卫生院和社区卫生服务站来承担，属于政府的服务购买行为。其程序是，卫生行政部门对质量进行监督和控制，按照一定的考核程序，卫生行政部门与疾控中心、妇幼保健所、卫生监督所等几大中心进行考核，如果通过考核才能对卫生院进行拨款。

为了改变原本的乡镇中医防合一的体制，宿迁市也通过对其他社会投资主体的引入，建立"一乡两院"的新格局，在每个乡镇建立卫生院和乡镇医院。首先是对全市原有的124个乡镇卫生院的医疗资产部分实行了产权的置换，进行产权改革，变更为非公有制。其次，原乡镇卫生院的非医疗部分改制为由政府举办的乡镇卫生院，主要承担卫生监督、预防保健、疾病控制、健康教育、农村合作医疗管理等公共卫生服务的职责。

3. 改革效果

宿迁市的民营化改革取得了阶段性的成效：地区医疗卫生资源获得了大幅度增加，医疗卫生机构的服务和改革积极性提高，医疗机构的服务态度有了极大的好转，医疗服务的平均价格水平得到了有效的控制，人民群众满意度有所提高，"看病难、看病贵"问题一定程度上得到缓解。

(1)医疗卫生资源迅速增加。至2006年年底，全市医疗卫生资产比2000年初增长了近15亿元，全市新增新医院59所，总资产是改革之前的3.59倍。由社会投资的医疗卫生机构的资产为13.71亿元，其在全市卫生总资产的比例高达67%（唐涛，2006），使得宿迁成为首个全国社会办医资产大于政府的地级市。

(2)宿迁地区的医疗技术水平有了明显提高。随着外部资本的进入，外部优质医疗卫生资源实现了跨区域优化配置，并实现了本地化。与改革前相比，在宿迁地区可以进行的医疗卫生服务项目增加了200多项（王长青，2008）。比如，由南京鼓楼医院引入的关节镜治疗、经胃镜介入治疗、肝脏肿瘤介入治疗等多项先进医疗技术都弥补了宿迁地区医疗服务的空白。宿迁地区长期存在的病员外流现象有了极大的改善。

(3)医疗服务价格得到了有效的控制。2000年实施医疗卫生体制改革之后，出院人均费用、每床日平均费用、门诊人均费用没有提高，获得了连续6年基本持平的成绩，宿迁地区的医疗服务价格低于周边地区。

（4）公共卫生提供能力加强。尤其是基层医疗卫生机构的生存状况得到了改善，地区性基本医疗保障能力得到了极大的提高，促进了卫生资源结构的优化配置。以全市预防保健领域的卫生资产为例，1999 年总资产只有 0.41 亿元，到了 2006 年，资产总额达到了 5.97 亿元，占比由 8% 上升到 29.26%（王长青，2008）。乡镇医院经过民营化改革之后运行情况良好，效益逐年提升。市级五大中心全面建成，公共卫生基础设施得到明显改善。

4. 综合评价

（1）效果。

宿迁市医院的民营化改革，取得了较为显著的成效。其一，通过民营化改革，引入社会和外部资本，迅速改变了宿迁医疗卫生资源匮乏、医疗技术水平较低的状况，弥补了当地政府财政投入不足的缺点，促进了当地医疗卫生事业的加速发展，加速了医疗卫生市场的形成和刺激医院之间的正当竞争。其二，医疗卫生服务的价格能够得到控制，一定程度上解决了"看病贵"问题。其三，政府能够从沉重的财政负担中解脱出来，将资金用于公共卫生、社区卫生和农村卫生等方面，提高了政府公共卫生的提供能力，解决了宿迁地区卫生资源落后的状况。

（2）稳定性。

宿迁引进外部国有企业资本和社会资本，进行公立医院民营化的改造，将公立医院改造为国有企业控股、政府参与的混合所有制形式，以现代企业治理机制为参照，以决策、监督、执行三权分立与制衡为原则，在医院内部建立了董事会、监事会、管理层的法人治理结构，构建了独立、有效的考核制度，其医院内部法人治理具有稳定性。

在外部监管上，卫生行政部门不再负责医院具体运营管理，而是将精力集中于全行业监管，通过法律手段进行宏观监管，形成外部监管体制。

(3)一致性。

宿迁公立医院改革以民营化、市场化为方向，通过对公立医疗机构进行产权置换，将外部资本和本地社会资本引入医疗卫生领域，放开了宿迁当地医疗卫生市场，其改革措施与十八届三中全会提出的"全面深化改革、发挥市场在资源配置中的决定性作用"的改革方向一致。同时，也与医疗卫生市场本身的规律相符合。

第四节 公立医院治理结构改革不同模式的比较

一、共同点

上一节中，本书对我国现阶段出现的公立医院治理模式进行了案例分析，在公立医院改革试点中形成的不同治理模式在不同程度上取得了成功，具有以下共同特征：

第一，各地公立医院改革都存在市场导向的改革措施。

各地的案例中都有不同程度上的"管办分离"和适当放开当地医疗市场的措施，取消公立医院院长级别、变革财政拨款方式、对医院资产进行财务审计或者直接面向市场进行自主管理。潍坊市对卫生局的职能进行了重新配置，成立了医院管理、卫生监督、疾病控制三个中心，实现了卫生局内部的"管办分离"；同时潍坊取消了新聘用医院管理人员的行政级别，实现了医院医院职业化。

第二，往往采用渐进的、比较系统的改革，将自主权赋予医院管理者。

案例中的治理模式是经过不断改进而形成的。上海市从2002年开始进行改革，先是成立上海卫生国有资产经营有限公司和申康

投资有限公司；再是 2005 年成立上海申康医院发展中心，并将 23
家市级直属医院划归其管辖；之后于 2006 年开展对书记和院长的
业绩考核指标。这是一个逐步深入和创新的过程，其渐进性保证了
改革效果的稳定性和减少改革阻力。

第三，进行了系统性改革。

主要体现在以下三个方面：

①进行组织变革，将公立医院的管理权从政府手中转移到政府
成立的专门机构，形成相当程度的医院决策自主。潍坊模式改革医
院的外部管理机制，对卫生行政部门实现外部资源的管办合一、内
部资源的管办分开，并不涉及到政府管理体制的改革，上海和无锡
模式是变革医院的外部管理结构，即是将政府办医的职能从政府行
政部门中分离出来，并由成立的独立于行政部门的事业单位法人履
行。宿迁民营化模式改革最主要的特点是医院所有权性质的转换，
进行医院产权的变革，在地方财政无力维持对下辖的公立医院进行
投资、无法进行基础医疗卫生资源投入和建设，无法满足当地人民
群众医疗卫生需求的情况下，不得不引入其他社会投资主体，支持
外部资本、民营资本进入当地医疗市场，将公立医院进行产权置
换、变革医院所有制形式，同时，将产权置换所获得的资金用于公
共医疗卫生基础设施的建设，弥补政府财政投入的不足，扩大医疗
卫生资源的总量。

②将一定程度的投资决策权交予上述组织或者个人。投资决策
权是公立医院自主运营、自主决策的主要体现，这五种典型模式中
的公立医院管理者在实质上都拥有某一程度的投资权，以摆脱行政
权力对公立医院日常运行的影响。潍坊市医院管理中心将医院资产
的投资决策权委托于医院行使，而卫生监督中心则是强化对投资决
策在外部的监督，但实际上，投资决策权掌握在医院院长手中。上
海模式是政府利用医疗卫生资源宏观规划对公立医院进行投资，并

承担了60%的公立医院资本性投入。同时，回收投资决策权赋予上海申康医院发展中心，但是医院也在利用其剩余控制权影响着政府的投资方向。无锡模式中医院管理中心掌握真正的投资决策权，医院有投资建议权。只有宿迁民营化模式中的公立医院实现了自主管理和决策。

③医院管理的代理方拥有某些人事管理权和薪酬激励策略。其策略包括在人事聘用上采用全员聘用和人事代理制、医院院长采用聘任制。在激励机制上，对院长采用年薪制、风险保证金制度、绩效考核指标体系等手段，对医院员工采取岗位薪酬考评。针对管理者下放权力、增强激励，达到权责利相协调。

第四，创造了比较有利的改革环境。

公立医院所在的制度环境对改革效果有着重要的影响。潍坊市公立医院改革的着力点在于在政府与公立医院之间进行权利责任的配置，理顺两者的关系，实现政事分开，并不断追寻公立医院自主发展的制度出路。苏州和上海经济发达，政府财政实力雄厚，政府的社会管理水平较高，有强大的力量可以推动"管办分开"、"政事分开"的体制改革。无锡市则是借由无锡市在医疗、文化、教育、体育领域的管办分离改革实践，提升医院管理的效率。宿迁的背景与其他地区不同，是在地方财政能力不足、医疗卫生资源配置失衡情境下进行的产权置换。

第五，兼顾相关利益者的利益。

公立医院改革涉及众多的参与者，既包括作为医院所有者的政府或者行政主管部门、医院管理者及员工，也包括所在地区的人民群众、社会投资者。利益相关者的支持在公立医院改革中会影响改革的效果和效率，也是关系改革成败的重要因素之一。

①政府是公立医院资产的所有者，政府或者行政主管部门作为公立医院的出资人，为医院的生产和经营创造物质条件，是重要的

利益相关者。由于我国公有制的性质，我国大多的出资人制度并不完善，出资人的利益诉求不清晰，其诉求主要体现为公益性和国有资产保值增值方面。在公立医院改革过程中满足政府的利益需求是推进和保证改革成功的重要一环。

②医院经营管理者和医院员工是将改革措施转化为改革效果的核心环节，也是公立医院改革中的直接利益相关者，其对公立医院改革的认同及改革对其行为的影响对于改革成败有直接影响。因此，处理好医院及其员工的利益成为改革的重要内容。因此，各种模式下的公立医院改革都有对于医院管理者和员工的激励措施，尤其是公立医院的管理者，采取了增加收入、扩大在职控制权、赋予自主权的措施。对于员工出台类似的激励措施，实施岗位薪酬制、对员工工作进行绩效考核和激励等等，以提高工作的积极性和创新性。

③人民群众成为公立医院改革中不可忽视的利益相关者，其利益诉求也是公立医院改革所要解决的基本问题。改革中的各项措施都是基于降低医疗费用、提高医疗服务质量进行的。因此，也使得公立医院改革获得了群众的支持。

④社会投资者为了自身利益的最大化，必须参与医院决策、有效地进行监督、获取信息以保障剩余控制权和剩余索取权。在改革中必须有足够的制度保障其权益，才能获取投资者的信任以取得社会资本的注入。

二、不同点

虽然潍坊模式、无锡模式和苏州模式在现阶段取得了良好的效果，但是就稳定性和一致性而言还存在问题。这些治理模式没有真正落实医院作为法人的相关权利与义务，只是在外部环境和内部环境发生变化的情况下进行的一种本能反应，并不是从全面的进行组织再造，特别是由于不彻底的医院自主化改革，使得医院和政府之间利益诉求存在差异，可能出现代理人的道德风险问题。

上海模式在自主化方面，摆脱了政府行政权力强力干涉医院管理的可能性，给予医院发展中心自主权以实现其法人化的组织结构重组，既能组建自主化、法人化的机构行使自主管理权，又能使所有权不变、公有制的性质不变、确保医疗卫生政策的福利性质，得到人民群众的支持。同时，也符合我国在政治经济领域渐进性改革的思路。因此，不管从公立医院提高效率，还是从治理变革的思路和治理结构的可持续性来说，现阶段选择上海模式的法人化组织模式都是符合我国的实际国情的。其改革阻力相对较小，对内外部环境的要求较低，比较容易取得成功。

三、对公立医院改革的启示

党的十八届三中全会提出，要发挥"市场在资源配置中起决定性作用"，医疗卫生领域也不例外。因此，市场化导向的公立医院治理模式，由于拥有的独立自主管理和决策，其在市场进入程度、决策权配置、剩余索取权各方面更能适应市场经济条件下的医疗卫生市场，将是未来公立医院改革的方向之一。

第一，界定政府职能，重塑公立医院内部治理改革的主体。

在公立医院治理模式的改革方面，界定政府的职能，重塑新的变革主体。政府职能通常具有双重性，出于当时的经济政治需要，政府会推进医院治理模式的变革创新。但是，当达到一定程度时，医院的变革会与政府既定目标发生冲突或影响制度提供者集团的利益，这时政府会减少为其提供服务，甚至去阻止创新。

另外一个改革主体的医院自身动力也不足，主要是因为其制度需求的动力不足。第一，当医院改革进行到一定程度之后，会形成既得利益集团，其变革动力转变为阻力；第二，医院的组织安排在某种程度上具有公共产品的性质。医院这样一个利益集团，只有在一致同意的情况下，才能实现协作共赢、风险共担、成本共付。因此，如果没有完善的监督约束机制为创新提供保障，那么，在公立医院治理模式这一公共产品上的提供和使用上就有可能存在"搭便车"行为，这种行为会严重影响创新。

由此，政府应重新界定其职能范围，进行较为彻底的政事分开改革，与医院分工协作，发挥医院的创新主体作用。

第二，放松政策和准入条件，引入社会资本办医。

到目前为主，我国公立医院治理结构变革仍然是以政府强制性变革为主、公立医院自主变革为辅。随着我国医疗卫生体制改革向纵深推进，社会力量在医疗卫生资源领域必然会拥有更大的话语权，其改革需求会给公立医院改革带来新的动力。

第三，考虑到路径依赖的影响，应在现有制度下渐进、有序推进。

公立医院治理结构变革受到社会环境和历史组织结构的影响，所以，在治理模式的选择和创新方面，应充分考虑社会环境和历史组织结构等路径的影响。本书认为公立医院应沿着既定的变革路径，既节约了改革的成本，也有利于改革的稳定性。比如，上海在医院管理机构法人化的路径上不断进行着探索，先是进行管办分开改革，之后是针对医院体制的改革，现在则是在医院院长与员工的绩效考核指标方面变革。上海的医院组织结构变革就是在"管办分离"的路径上不断扩展、深化，从而不断推进变革。

本 章 小 结

本章主要对公立医院的内部治理结构进行评估。首先，对国内外研究文献的综述表明，医院内部治理结构是影响医院运行绩效的重要因素。要提高公立医院运行绩效，必须进行医院内部治理结构的改革。其次，基于哈丁和普力克（2011）的分析框架，介绍了四种内部治理结构模式（预算制、自主化、法人化和私有化）的特征及其典型的改革试点，并提出评估每种治理模式绩效的三个维度：效果、稳定性和一致性。再次，基于近年来中国公立医院改革的典型模式，选取潍坊、无锡、苏州、上海和宿迁等5个地方的公立医院改革为案例，分析每种模式的改革历程、改革内容和改革效果。分析发现，虽然每种模式都取得了一定的成效，但在管理体制、运行机制方面仍存在较大差异。潍坊模式、无锡模式和苏州模式虽然在现阶段取得了良好的效果，但是就稳定性和一致性而言还存在不确定性，这些治理模式没有真正落实医院作为法人的相关权利与义务。上海模式（法人治理）和宿迁模式（民营化）的改革清晰地界定了卫生行政部门和公立医院的权限边界，代表着未来公立医院改革的方向。最后，基于对不同改革模式共同点和不同点的分析，我们认为，要界定政府职能，重塑公立医院内部治理改革的主体；放松政策和准入条件，引入社会资本办医；给公立医院内部治理结构以改革压力，同时应注重改革的渐进性和有序性。

第七章　研究结论与政策建议

第一节　研究结论

本书主要对我国公立医院的绩效进行评估。基于前文的分析，主要有以下研究结论：

第一，从我国公立医院的历史沿革和运行状况来看，公立医院"管办不分"的管理体制，僵化的人事制度以及政府对医疗服务价格的严格管制是导致公立医院"看病难、看病贵"的主要原因。

第二，从理论上看，政府主办的公立医院是为弥补医疗服务市场的市场失灵而出现的。公立医院的职责应是提供公共卫生服务和确保基本医疗服务的公平可及性，而大量的中高端医疗服务需求完全可以通过市场机制来解决。在我国，公立医院在医疗服务市场的垄断地位阻碍了医疗领域的市场竞争，降低了公立医院的运行绩效。

第三，基于对我国公立医院运行效率的实证分析，门诊平均费用对公立医院运行效率有显著的负影响，但住院平均费用对运行效率有显著的正影响。三级医院占总医院数的比例越高，则医院运行效率越低。政府补助比例对公立医院的运行效率存在显著的负影响。基于湖北省 28 家试点县级公立医院数据的分析表明，县级公立医院运行效率较低，还有很大的效率提升空间。县级公立医院的医疗服务质量(治愈率)和高级人才队伍建设是影响县级公立医院运行效率的关键因素。

第四，民营医院的发展可在一定程度上降低医疗费用支出。基于 2008—2012 年省级动态面板数据的研究发现，民营医院发展可以显著降低公立医院门诊人均次药费、公立医院门诊人均次检查费和公立医院人均次住院人均次费用。基于 2011 年和 2013 年中国健康与养老追踪调查患者层面的数据研究发现，患者在公立医院的住院总费用要比民营医院高出 18% 左右。这说明，民营医院的发展可以在一定程度上降低居民的医疗费用支出，缓解"看病难、看病贵"问题。

第五，医院等级和医生数量是影响医疗服务质量的重要因素。基于 2007—2011 年《中国卫生统计年鉴》公开数据研究发现，新医改实施后，我国公立医院的医疗服务质量稳步上升。门诊急诊抢救成功率和住院危重病人抢救成功率呈逐年增加的趋势，门诊急诊病病死率和门诊观察室病死率呈现逐年下降的趋势。运用固定效应模型和随机效应模型的回归分析表明，依据不同的结果变量，医疗服务质量的影响因素存在较大差异。结果显示，三级医院占总医院比例对门诊急诊抢救成功率、门诊急诊病死率、住院危重病人抢救成功率有显著的正向影响，每万人医生数对门诊急诊抢救成功率有显著的正向影响，但对门诊观察室病死率有显著的负影响，财政补助占医院总收入的比例对门诊观察室病死率有显著的负影响。

第六，基于近年来中国公立医院改革的典型模式的比较分析，公立医院的法人治理和民营化改革应是我国公立医院的改革方向。应重新界定政府职能，重塑公立医院内部治理改革的主体；放松政策和准入条件，引入社会资本办医；给公立医院内部治理结构以改革压力，同时应注重改革的渐进性和有序性。

第二节　政策建议

基于以上研究结论，本书对进一步推进公立医院改革提出如下政策建议：

第一，明确政府在医疗领域的职能定位，处理公立医院与民营发展的位次关系。

大部分的医疗服务是私人物品，因此完全可以通过市场机制来提供。医疗市场维持要一个开放的态势，任何人、任何机构都可以参与并提供医疗服务。政府在医疗领域的职能应当是确保公共卫生服务和基本医疗服务的公平可及性。基于这一点，政府所"养"的公立医院必须是公益目标为主导的；而进入市场的医院应该是以市场竞争为主的。其次，要严格分清财政投入的主次。财政投入应主要是纯公共卫生；财政投入的方向不应该是大医院，更不是高档大医院，而是提供基本医疗卫生服务的基层医院。

第二，切实落实政事分开、管办分开，硬化公立医院预算约束。

政府分开、管办分开是硬化公立预算约束，推进公立医院改革的前提条件。政事分开就是将行政与监管职能与服务提供职能分开；管办分开就是将服务的监管职能与承办职能分开。这就要求公立医院从各级卫生行政部门独立出来，成为一个独立的市场运行主体。政府将医院管理的权力下放给医院，不要干预医院的经营和管理，只行使所有者的权利。在管办分离下，政府的主要职能是进行医疗行业的监管，履行出资人对国有资产的监管，制定市场准入条件，规范医疗服务行为，披露有关信息，减少医患双方信息的不对称。

落实"政事分开、管办分开"的改革措施必须从机构改革入手，可从以下路径着手：

（1）借鉴国有企业的改革经验，把各级公立医院交由国资委管理，行使政府对所有公立医院国有资产的管辖权；

（2）如果某一地区公立医院较多，可以考虑建立专门的公立医院管理机构，行使政府办医职能。如四川成都成立了专门的医院管理局，专门行使对医院国有资产的管理；

（3）明确卫生行政部门行使医疗卫生行业全行业"监管者"的职能，全力解决政府在公立医院监管和发展上的错位、越位和不到位的问题。

第三，进一步放开医疗服务市场，支持社会资本办医，给公立医院形成竞争压力和倒逼机制。

我国公立医院缺乏足够的市场竞争压力和改进服务、提高效率的动力。鼓励社会资本办医，可以给公立医院形成竞争压力和倒逼机制，促进其提高运行绩效。政府应尽快制订相应的法律制度，为社会资本办医提供公平的市场竞争环境和制度保证。同时政府应发挥监管功能，对社会资本办医的资质和准入条件进行严格审查，避免不合资质的社会资本进入医疗服务市场。

在高度竞争的市场条件下，公立医院主要是通过向病人或团体购买者提供服务来取得收入来源，而不是从政府财政补贴中获得收入。在市场压力增大和预算硬约束的情况下，公立医院只有通过降低医疗服务成本和提高医疗服务质量才能吸引到更多的患者，并获得相应的经济收入和回报。

第四、优化公立医院的内部治理结构，建立产权清晰、权责明确的法人治理结构。

落实"管办分离、政事分开"，各级政府必须着手建立现代医院法人治理结构的制度框架，建立以理事会为主要形式、产权清晰、权责明确的法人治理结构，真正落实公立医院的法人地位，明确所有者和管理者的责、权、利，形成合理有效的决策、执行、监督相互制衡的机制。

理事会制度是法人治理结构的核心，对规模较大的公立医院，还应设立监事会。在理事会建设的进程中，首先要制订医院章程，确立理事会的组成和职能、理事会与医院内部其他机构之间的关系以及涉及医院运行的各种规则。其关键路径如下：

(1)公立医院投资方或主办方应主导医院章程的制订。章程的制订过程应经过公开征求意见的程序保持公开透明。

（2）理事会的构成应纳入各相关利益主体，包括投资方（政府）、从业者、公众以及药商等。

（3）应建立员工理事提名和聘用的民主机制。员工理事的提名和产生程序应该在医院章程中写明。公立医院的工会和职工代表大会理事应在这一程序中占据重要位置。

（4）管理层的公开聘用制。医院的管理人员，尤其是院长、财务总监和人力资源总监等，由理事会选聘并向理会事负责。管理人员的身份应从干部身份转为职业经理人。

第五，改革公立医院的人事制度，给医生以自由职业者的定位，解放医生的生产力。

僵化的人事制度不利于医生资源的优化配置，是造成公立医院低效率的关键因素。公立医院人事制度改革的核心是拥有用工自主权，自主确定员工数量和结构，最终形成医疗人力资源市场化的格局，即医生成为自由职业者，院长成为职业经理人。公立医院人事制度改革的具体路径，可以从易到难分步实施。

（1）推行"多点执业"，实现医务人员的自由流动。虽然这一改革措施已经成为国家医改方案的一项内容，各地也出台了一些具体的实施文件。然而，目前的问题在于绝大数地方文件中限制性条款太多，目前普遍盛行的"双批准制"阻碍了工程师多点执业政策的落实。

（2）改革用人机制，以渐进增量型模式推进医生"去编制化"。在激励约束机制尚未完全建立的初期，可将编制管理改为用人计划管理，具体用人管理由医院自主确定。全面推行全员聘用制，切实做到能上能下、能进能出。今后逐步过渡到对于所有新招聘员工，完全采用劳务合同制。

（3）允许医院自主分配绩效工资，提高医务人员收入。实施以综合绩效为核心的收入分配机制，使收入尽可能反映医务人员的人

227

力资本价值。在改革初期，可确定医院工资总额及总的分配原则，由医院在一些范围内自主分配。今后逐步过渡到医生收入水平和分配办法由医院完全自主确定。通过绩效工资，让有能力的医务人员合理合法挣钱，激励医务人员努力提升服务质量和数量，充分调动医院和医务人员的积极性。

第六，通过医疗集团化等市场化改革措施，形成大医院和中小医院的合作关系，促进优质医疗资源的自由流动。

在国际上，医疗集团的产生和发展已经成为医疗产业组织中的一种潮流。所谓医疗集团，是指以城市大医院为主体，通过兼并、重组等方式整合中小医院以及乡镇卫生院和社区卫生组织，使之成为一个利益共同体。市场化改革后的医疗集团为争取市场份额和保持竞争优势会通盘考虑医疗资源的分布，例如隶属于医疗集团的单个医生由于要受统一安排的限制其个人自由流动和选择的可能性降低。通过医疗集团，可以整合大、中、小各个层次的医院和基层卫生组织，吸引优质医疗资源"下沉"到基层医院，提升基层公立医院的运行绩效。

参 考 文 献

[1] Arrow, K. 1963. Uncertainty and The Welfare Economics of Medical Care. The American Economic Review, 53(5): 940-973.

[2] Charnes, A., Cooper. W., Rhodes, E. 1978. Measuring the efficiency of decision making units. European Journal of Operational Research, 2: 429-444.

[3] Bitrán, R., Má, C., Gómez, P. 2005. The San Miguelito Hospital Reform in Panama: Evaluation and Lessons. In Health System Innovations in Central America, ed. Gerard M. La Forgia, 89-108. Washington, DC: World Bank.

[4] Chang, H., Cheng, M. A., Das, S. 2004. Hospital ownership and operation efficiency: Evidence fromTaiwan. European Journal of Operational Research, 159(2): 513-527.

[5] Chen, A., Hwang, Y., Shao, B. 2005. Measurement and sources of overall and input inefficiencies: Evidences and implications in hospital services. European Journal of Operation Research, 161 (2): 447-468.

[6] Donabedian, A. 1985. Twenty years of Research on the Quality of Medical Care: 1964-1984. Evaluation of the Health Professionals, 8 (3): 243-265.

[7] Gerard, M., Bernard, L., Couttolenc, F. 2008. Hospital Per-

formance in Brazil. The World Bank.

[8] Eid, F. 2003. Understanding Good Institutional Design in Hospital Corporatization: A Decision Rights Approach. Working Paper 2028, American University of Beirut. http: //www. erf. org. eg/ uploadpath/ pdf/2028. pdf.

[9] Gowrisankaran, G. , Town, R. J. 1999. Estimating the quality of care in hospitals using instrumental variables. Journal of Health Economics, 18: 747-767.

[10] Hollingsworth, B. , Dawson, P. J. , Maniadakis, N. 1999. Efficiency measurement of health care: a review of non-parametric methods and applications, 2: 161-172.

[11] Hollingsworth, B. 2003. Non-Parametric and Parametric Applications Measuring Efficiency in Health Care. Health Care Management Science, 6: 203-218.

[12] Hollingsworth, B. 2008. The Measurement of Efficiency and Productivity of Health Care Delivery. Health Economics, 17: 1107-1128.

[13] Kamwanga, J. , Hanson, K. , McPake, B. Mungule, O. 2003. Autonomous Hospitals in Zambia and the Equity Implications of the Market for Hospital Services. Consultant report to Ministry of Health, Republic of Zambia. London School of Hygiene and Tropical Medicine, London.

[14] Kessler, D. P, McClellan, M. B. 2002. The effects of hospital ownership on medical productivity. The RAND Journal of Economics, 33(3): 488-506.

[15] Lee, K. Y. , Yang, S. B. , Choi, M. 2009. The association between hospital ownership and technical efficiency in a managed

care environment. Journal of Medical System, 33(4): 307-315.

[16] Lien, H. S., Chou, S. Y., Liu, J. T. 2008. Hospital ownership and performance: Evidence from stroke and cardiac treatment in Taiwan. Journal of Health Economics, 27: 1208-1223.

[17] Farrell, M. J. 1957. The Measurement of Productive Efficiency. Journal of the Royal Statistical Society. Series A (General), 120 (3): 253-290.

[18] McClellan, M., McNeil, B. J., Newhouse, J. P. 1994. Does more intensive treatment of acute myocardial infarction in the elderly reduce mortality? Analysis using instrumental varia-bles. Journal of American Medical Association, 272(11): 859-66.

[19] McClellan, M., Staiger, D. 2000. Comparing hospital quality at for-profit and not-for-profit hospitals. In: Cutler, D. M. (Ed.), The Changing Hospital Industry—Comparing Not-for-profit and For-profit Institutions. University of Chicago Press, Chicago, 93-112.

[20] McPake, B., Yepes, F., Lake, S., Sanchez, L. 2003. Is the Colombian Health System Reform Improving the Performance of Public Hospitals in Bogotá? Health Policy and Planning, 18 (2): 182-94.

[21] Miika, L. 2000. Health care financing reform and the productivity change in Finnish hospitals. Journal of Health Care Finance, 26: 83-100.

[22] Michael, D. R., Ryan, L. M. 2008. Stochastic Frontier Analysis of Hospital Inefficiency-A Review of Empirical Issues and an Assessment of Robustness. Journal of Medical Care Research and Review. Medical Care Research and Review, 65(2): 131-166.

[23] Newhouse, J. P. 1970. Towards a theory of nonprofit institutions:

an economic model of hospital. American Economic Review, 70 (60): 64-74.

[24] Jacobs, R. 2001. Alternative Methods to Examine Hospital Efficiency: Data Envelopment Analysis and Stochastic Frontier Analysis. Health Care Management Science, 4: 103-115.

[25] Rosenstein, A. 1991. Health economics and resource management: a model for hospital efficiency. Hospital and Health Services Administration, 36: 313-30.

[26] Stukel, T. A., Fisher, E. S., Wennberg, D. E., Gottlieb, D. J., Vermeulen, M. J. 2007. Analysis of observational studies in the presence of treatment selection bias: Effects of invasive cardiac management on AMI survival using propensity score and instrumental variable methods. Journal of American Medical Association, 297 (3): 278-85.

[27] Shen, Y. C., Eggleston, K., Lau, J., Schmid, C. 2005. Hospital ownership and financial performance: a quantitative research review. NBER working paper, 116-62.

[28] Sloan, F. A., Picone, G. A., Taylor, D. H., Chou, S. Y. 2001. Hospital ownership and cost and quality of care: is there a dime's worth of difference? Journal of Health Economics, 20 (1): 1-21.

[29] Sloan, F. 2000. Not-for-profit ownership and hospital behavior. In: Culyer, Newhouse (Eds.), Handbook of Health Economics. North Holland.

[30] Shen, Y. C. 2002. The effect of hospital ownership choice on patient outcomes after treatment for acute myocardial infarction. Journal of Health Economics, 21 (5): 901-922.

[31] Schmidt, P., Lovell, C. 1979. Estimating Technical and Alloca-

232

tive Inefficiency Relative to Stochastic Production and Cost Frontiers. Journal of Econometrics，9：343-366.

[32]Chirikos，T. N. 1998. Identifying Efficiently and Economically Operated Hospitals：The Prospects and Pitfalls of Applying Frontier Regression Techniques. Journal of Health Politics，Policy and Law，23(6).

[33]Thomas，T. 1995. Analysis and Evaluation of Health Care system. New York：Health Professions Press，Inc.

[34]Weisbrod，B. A. 1975. Towards a Theory of the Voluntary Non-Profit Sector in a Three-Sector Economy. In Altruism，Morality，and Economic Theory，Edmund S. Phelps(ed.). New York：Russell Sage Foundation.

[35]World Health Organization. 2000. Health System：Improving Performance. Geneva.

[36]World Bank. 2010. Fixing the public hospital system in China.

[37]柏高原. 2012. 我国的公立医院法人治理的路径选择及政策建议. 中国卫生政策研究，5(1)：11-16.

[38]陈美霞. 2001. 大逆转：中华人民共和国的医疗卫生体制改革. http：//forum. ccer. edu. cn/showtopic-101224. aspx.

[39]陈文玲、易利华. 2011. 2011 年中国医药卫生体制改革报告. 北京：中国协和医科大学出版社.

[40]陈谊军. "仅 10% 患者信任医生"是记沉重警钟. 中国共产党新闻网. 2013 年 3 月 12 日.

[41]蔡江南. 2011. 公立医院治理结构改革的基本理论. 中国卫生政策研究. 10：26-32.

[42]蔡江南. 2011. 中国公立医院法人治理结构改革-基本理论与实现路径. 中国医改评论.

［43］邓国胜、纪颖．2007．从治理模式看公立医院改革——以无锡市为例．国家行政学院学报，2：70-74.

［44］方鹏骞．2010．中国公立医院法人治理及其路径研究．北京：科学出版社.

［45］封进、刘芳、陈沁．2010．新型农村合作医疗对县村两级医疗价格的影响．经济研究，11：127-140.

［46］郭佩霞．2011．政府购买的无锡模式与可持续机制探索．行政事业资产与财务，5：35-37.

［47］郭晓日．2012．我国公立医院效率及其影响因素研究．山东大学博士学位论文.

［48］顾昕．2008．医改应走向有管理的市场化．中国医改评论.

［49］黄佩华、张春霖等．2003．为中国事业单位改革制定远景目标：一个分析框架．世界银行.

［50］韩梅．2002.DEA方法在国外医疗卫生系统效益评价中的应用．中华医院管理杂志，18(9)：546-548.

［51］计利方．2007．医院认证问题研究．华中科技大学硕士学位论文.

［52］刘洪清．2009．公费劳保医疗：渐行渐远的记忆．中国社会保障，10.

［53］林皓、金祥荣．2007．政府投入与我国医院效率的变化．经济学家，2：77-83.

［54］刘妍．2010．我国城市医院经营效率影响因素分析——基于省际面板数据的随机边界分析．新疆财经，2：65-74.

［55］李湘君、王中华．2013．基于等级差异的公立医院效率及其影响因素分析．统计与信息论坛，(28)6：76-80.

［56］李唐宁、方烨．政府医疗投入并未减轻个人负担．经济参考报．2014年12月10日.

[57]刘启贵、宋桂荣、禹海波、姜潮、苏玉宏.2005.[58]随机前沿方法在评价医院效率中的应用.中国卫生统计，22（5）：303-305.

[59]林剑鸣、凌子平、许星莹.2001.医院效率测量与医院效益评价方法.数理医药学杂志，14（5）：472-474.

[60]梁婧.2011.医疗质量第三方评价的效果分析与对策研究.华中科技大学硕士学位论文.

[61]李文婧.2008.医院医疗质量评价指标体系研究.华中科技大学博士学位论文.

[62]李世果、石宏伟.2010.改善治理结构是提升公立医院绩效的关键——香港公立医院治理结构及启示.中国医院，14（7）.

[63]李卫平、周海沙等.2005.我国公立医院治理结构研究总报告.中国医院管理，25（8）：5-8.

[64]李文敏.2005.我国公立医院法人治理及其路径研究.华中科技大学博士学位论文.

[65]李文敏.2010.社会转型期间我国公立医院法人治理模式研究.武汉：华中科技大学出版社.

[66]罗力.2011.中国公立医院改革：关注运行机制和制度环境.上海：复旦大学出版社.

[67]罗永忠.2010.我国公立医院管理体制改革深度分析与对策研究.中南大学博士学位论文.

[68]李强.2011.公立医院党委书记业绩考核指标体制的评估.复旦大学硕士学位论文.

[69]李敏.2009.公立医院管办分离改革的研究——以上海申康医院发展中心为例.复旦大学硕士学位论文.

[70]李文敏.2010.我国公立医院管办分离改革实证研究——以上海与无锡两地的改革为例.国家行政学院学报，6：103-107

[71]陆君、柳琪林、张馥琴.2007.病人安全—不容忽视的医院内教育研究课题.中华医学科研管理杂志,20(1):63-65.

[72]庞瑞芝.2006.我国城市医院经营效率实证研究——基于DEA模型的两阶段分析.南开经济研究,4:71-81.

[73]邱亭林、石光.2006.不同产权制度下医院效率比较研究.中国医院管理,26(12):19-21.

[74]钱颖一.1995.企业的治理结构改革和融资结构改革.经济研究,1:7-8.

[75]舍曼·富兰德、艾伦·C·古德曼等.2011.卫生经济学(第六版).北京:中国人民大学出版社.

[76]施敏.2007.苏州、无锡、上海、北京海淀四地医院管办分离模式比较与分析.中国医院管理,8:13-16.

[77]孙颐.2005.苏州市属医院实行管办分离改革尝试.中国医院管理,3:12.

[78]宋桂荣、胡冬梅、刘启贵等.2007.医院效率评价方法的研究.中国医院统计,14(2):137-145.

[79]吴晓东.2009.运用DEA和SFA法评价大型综合医院效率.大连医科大学硕士学位论文.

[80]吴湛仁.2007.苏州市属医院实行两权分离改革.江苏卫生年鉴.

[81]吴敏.2005.我国城市公立医疗机构管理体制改革研究.武汉大学硕士学位论文.

[82]王保真、张义华.2002.所民营医院的调查分析.中国卫生经济,(21)1:52-54.

[83]王建中.2004.公立医院体制改革中的托管制研究.苏州大学同等学力申请硕士学位论文.

[84]王建中.2005.我国公立医院体制改革价值取向的思考.江苏

卫生事业管理.

[85] 卫生部. 1951. 关于调整医药卫生事业中公私关系的规定.

[86] 王羽. 2005. 建立和完善国家医疗质量保障与持续改进体系的探讨. 中国医院.

[87] 卫生部. 2008. 关于印发《医院管理评价指南(2008 版)》的通知. http：//www.nhfpc.gov.cn/mohbgt/pw10807/200806/36242.shtml.

[88] 王峥. 2011. 法人治理结构模式综述及中国公立医院治理研究. 清华医疗管理国际学术会议论文集.

[89] 王淑军. 中国医师协会调查显示：3 年来"医闹"愈演愈烈. 人民日报, 2007 年 1 月 10 日.

[90] 熊季霞、黄丁. 2013. 基于公益性公立医院"管办分离"改革的几种探索模式. 辽宁中医药大学学报, 10：69-73

[91] 亚历山大·S·普力克、阿普里尔·哈丁. 2011.

[92] 卫生服务提供体系创新——公立医院法人化. 北京：中国人民大学出版社.

[93] 亚当·斯密. 1974. 国民财富的性质和原因研究(下卷). 北京：商务印书馆.

[94] 叶煜荣. 2007. 潍坊模式实现创新. 中国卫生人才, 1：23-24.

[95] 于小千. 2011. 管办分离——公共服务管理体制改革研究. 北京：北京理工大学出版社.

[96] 严辉文. 2005. 从"雷纳评审"看公立医院管理之疏漏. 红网. http：//www.rednet.cn.

[97] 张维迎. 2005. 产权、激励与公司治理. 北京：经济科学出版社.

[98] 张莉. 2009. 中国医院治理结构与治理效率研究. 华中科技大学博士学位论文.

[99] 张靖. 2010. 分析评价四川省县级及县级以上公立医院的投入

产出效率．重庆医科大学硕士学位论文．

[100]张超、沈怡、高振耀．2011．医保支付方式改革的上海路径．中国医疗保险，7：29-31．

[101]赵强．2010．揭秘美国医疗制度及其相关行业．南京：东南大学出版社．

[102]赵明、马进．2007．苏州市公立医院管理体制改革剖析．中国医院管理，9：7-11．

[103]赵明、马进．2010．我国公立医院治理机制改革模式及效果研究．管理改革评论，3：31-33．

[104]赵明、马进．2010．随机前沿模型在浙江省公立医院技术效率分析中的运用．中国卫生统计，27(6)：585-588．

[105]赵棣．2006．公立医院产权形式多元化是中国医疗体制改革的突破点[J]．中国卫生经济，7(6)：7-8．

[106]赵棣．2011．困境与未来：中国公立医院的改革之路．北京：科学出版社．

[107]钟若冰．2010．数据包络分析和随机边界分析在医院效率评价中的应用研究．重庆医科大学硕士学位论文．

[108]钟若冰、张靖、廖菁、钟晓妮、韩亮、张菊英、曹勤．2010．

[109]随机边界分析在医院效率评价中的应用．中国卫生统计，27(6)：600-605．

[110]钟东波．2008．我国的公立医院体制改革——历程、绩效、原因机制及政策建议．第64次中国改革国际论坛《中国改革的下一步：变化与选择》论文集．

[111]周铮、刘艳元．管办分离：苏州公立医院改革驶入快车道．新华日报．2004年7月19日．

[112]浙江省民营医院效益评价课题组．2003．浙江省民营医院效益评价研究．中国医院管理，23(2)：9-14．

［113］郑洁、王华、江博等 . 2006. JCI-医院评审与中国医院评审（评价）办法的比较 . 中国医院.

［114］郑雪倩 . 2013. 中国医院建制与分类管理 . 中国协和医科大学出版社.

［115］庄宁、李伟、黄思桂、张锡云、Clas Rehnbe、汤胜蓝、赵衍峰、孟庆跃 . 2001.

［116］医院医疗服务效率测量方法应用评价 . 中国卫生资源，4(3)：124-127.

附录

卫生计生委、财政部、中央编办、发展改革委和人力资源社会保障部《关于推进县级公立医院综合改革的意见》

公立医院改革是深化医药卫生体制改革的一项重点任务，县级公立医院(含中医医院，下同)改革是全面推进公立医院改革的重要内容，是解决群众"看病难、看病贵"问题的关键环节。国务院办公厅印发《关于县级公立医院综合改革试点的意见》(国办发〔2012〕33号)以来，经过1年多的试点，改革取得了初步成效，积累了有益经验，同时一些深层次的矛盾和问题逐渐凸显。为贯彻落实中央关于全面深化改革的总体部署，进一步推进医药卫生体制改革，指导各地加快县级公立医院改革步伐，巩固扩大改革成效，现就推进县级公立医院综合改革提出如下意见：

一、总体要求

贯彻落实党的十八大和十八届三中全会精神，深入推动实施《中共中央国务院关于深化医药卫生体制改革的意见》(中发〔2009〕6号)和《国务院关于印发"十二五"期间深化医药卫生体制改革规划暨实施方案的通知》(国发〔2012〕11号)，按照政事分开、管办

分开、医药分开、营利性和非营利性分开的要求，坚持保基本、强
基层、建机制的基本原则，坚持公立医院公益性质，以破除以药补
医机制为关键环节，更加注重改革的系统性、整体性和协同性，更
加注重体制机制创新和治理体系与能力建设，更加注重治本与治
标、整体推进与重点突破的统一，全面深化县级公立医院管理体
制、补偿机制、价格机制、药品采购、人事编制、收入分配、医保
制度、监管机制等综合改革，建立起维护公益性、调动积极性、保
障可持续的运行新机制；坚持以改革促发展，加强以人才队伍为核
心的能力建设，不断提高县级公立医院医疗卫生服务水平。

二、改革管理体制

（一）明确功能定位。县级公立医院是公益二类事业单位，是
县域内的医疗卫生服务中心、农村三级医疗卫生服务网络的龙头和
城乡医疗卫生服务体系的纽带，是政府向县域居民提供基本医疗卫
生服务的重要载体。承担县域居民的常见病、多发病诊疗，危急重
症抢救与疑难病转诊，农村基层医疗卫生机构人员培训指导，以及
部分公共卫生服务、自然灾害和突发公共卫生事件应急处置等
工作。

（二）建立和完善法人治理结构。加快推进政府职能转变，积
极探索管办分开的有效形式。合理界定政府和公立医院在人事、资
产、财务等方面的责权关系，建立决策、执行、监督相互分工、相
互制衡的权力运行机制，落实县级公立医院独立法人地位和自主经
营管理权。推进县级公立医院去行政化，逐步取消医院的行政级
别，县级卫生计生行政部门负责人不得兼任县级公立医院领导
职务。

（三）合理配置资源。2014 年底前，国家和省（区、市）制定卫
生服务体系规划以及卫生资源配置标准，各市（地）要制订区域卫

生规划与医疗机构设置规划，并向社会公布。每个县(市)要办好
1~2所县级公立医院。按照"填平补齐"原则，继续推进县级医院
建设，30万人口以上的县(市)至少有一所医院达到二级甲等水平。
采取有效措施，鼓励县级公立医院使用国产设备和器械。研究完善
鼓励中医药服务提供和使用的政策，加强县中医院和县医院中医科
基本条件和能力建设，积极引导医疗机构开展成本相对较低、疗效
相对较好的中医药诊疗服务。严格控制县级公立医院床位规模和建
设标准，严禁举债建设和举债购置大型医用设备。对超规模、超标
准和举债建设的地方和机构，严肃追究政府和医疗机构负责人的相
关责任。研究制定国有企业所办医院的改革政策措施。

三、建立科学补偿机制

(一)破除以药补医，完善补偿机制。县级公立医院补偿由服
务收费、药品加成收入和政府补助三个渠道改为服务收费和政府补
助两个渠道，取消药品加成政策。医院由此减少的合理收入，通过
调整医疗技术服务价格和增加政府投入，以及医院加强核算、节约
运行成本等多方共担。各省(区、市)制订具体的补偿办法，明确
分担比例。中央财政给予补助，地方财政要调整支出结构，切实加
大投入，增加的政府投入要纳入财政预算。充分发挥医疗保险补偿
作用，医保基金通过购买服务对医院提供的基本医疗服务予以及时
补偿，缩小医保基金政策内报销比例与实际报销比例的差距。

(二)理顺医疗服务价格。按照"总量控制、结构调整、有升有
降、逐步到位"的原则，体现医务人员技术劳务价值，综合考虑取
消药品加成、医保支付能力、群众就医负担以及当地经济社会发展
水平等因素合理调整价格，逐步理顺医疗服务比价关系。提高诊
疗、手术、护理、床位和中医服务等项目价格。降低药品和高值医
用耗材价格，降低大型医用设备检查、治疗价格。鼓励医院通过提

供优质服务获得合理收入。已贷款或集资购买的大型设备原则上由
政府回购，回购有困难的 2015 年前限期降低价格。价格调整政策
与医保支付政策相互衔接。

（三）落实政府投入责任。县级人民政府是举办县级公立医院
的主体，要在严格控制公立医院建设规模、标准的基础上，全面落
实政府对县级公立医院符合规划的基本建设及大型设备购置、重点
学科发展、人才培养、符合国家规定的离退休人员费用、政策性亏
损、承担公共卫生任务和紧急救治、支边、支农公共服务等政府投
入政策。中央财政和省级财政给予适当补助。落实对中医的投入倾
斜政策。

四、完善药品供应保障制度

（一）改革药品集中采购办法。县级公立医院使用的药品，要
依托省级药品集中采购平台，以省（区、市）为单位，按照质量优
先、价格合理原则，采取招采合一、量价挂钩、双信封制等办法开
展集中招标采购，同时允许地方根据实际进行不同方式的探索。进
一步增强医疗机构在药品招标采购中的参与度；鼓励跨省联合招标
采购，保证药品质量安全，切实降低药品价格，有效遏制药品购销
领域的腐败行为和不正之风。对临床必需但用量小、市场供应短缺
的药物，可通过招标采取定点生产等方式确保供应。逐步建立基本
药物与非基本药物采购衔接机制。县级公立医院要按照规定优先使
用基本药物。坚持公开透明、公平竞争，推进高值医用耗材网上阳
光采购，县级公立医院和高值医用耗材生产经营企业必须通过省级
集中采购平台开展网上交易。在保证质量的前提下，鼓励采购国产
高值医用耗材。加强省级药品集中采购平台能力建设，保障药品采
购工作的实际需要。提高采购透明度，药品和高值医用耗材采购数
据实行部门和区域共享。

（二）保障药品供应。药品配送原则上由中标企业自行委托药品经营企业配送或直接配送，减少流通环节，规范流通秩序。严格采购付款制度，制订具体付款流程和办法。无正当理由未能按时付款的，采购机构要向企业支付违约金。省级卫生计生和财政部门负责监督货款支付情况，严厉查处拖延付款行为。建立全国统一的药品采购供应信息系统，逐步完善低价、短缺药品的供应保障机制。

（三）建立严格的诚信记录和市场清退制度。加强药品集中采购及配送工作的监督管理，建立不良记录。对采购中提供虚假证明文件，蓄意抬高价格或恶意压低价格，中标后拒不签订合同，供应质量不达标药品，未按合同规定及时配送供货，向采购机构、县级公立医院和个人进行贿赂或变相贿赂的，一律记录在案并进行处理，由省级卫生计生行政部门将违法违规企业、法人代表名单及违法违规情况向社会公布，并在公布后 1 个月内报送国家卫生计生委，由其在政务网站转载，所有省（区、市）在一定期限内不得允许该企业及其法人代表参与药品招标采购或配送。违反相关法律法规的，要依法惩处。

五、改革医保支付制度

（一）深化支付方式改革。在开展医保付费总额控制的同时，加快推进按病种、按人头付费等为主的付费方式改革。严格临床路径管理，保证医疗服务质量。科学合理确定付费标准，建立医疗保险经办机构和定点医疗机构之间谈判协商机制和风险分担机制。医保经办机构要根据协议约定按时足额结算并拨付资金。

（二）加强医保对医疗服务的监督和制约。充分发挥各类医疗保险对医疗服务行为和费用的调控引导与监督制约作用。利用信息化手段，逐步健全医保对医务人员用药、检查等医疗服务行为的监督。加强对基本医保目录外药品使用率、药占比、次均费用、参保

人员负担水平、住院率、平均住院日、复诊率、人次人头比、转诊
转院率、手术和择期手术率等指标的监控。

六、深化人事、分配制度改革

(一)合理核定编制。各地可结合实际研究制订县级公立医院
人员编制标准，合理核定县级公立医院人员编制总量，并进行动态
调整，逐步实行编制备案制。

(二)改革人事制度。落实县级公立医院用人自主权，新进人
员实行公开招聘。优化人员结构，按标准合理配置医师、护士、药
师和技术人员、管理人员以及必要的后勤保障人员。全面推行聘用
制度和岗位管理制度，坚持按需设岗、竞聘上岗、按岗聘用、合同
管理，实行定编定岗不固定人员，变身份管理为岗位管理，建立能
进能出、能上能下的灵活用人机制。结合实际妥善安置未聘人员。
完善县级公立医院医务人员参加社会保险制度，为促进人才合理流
动创造条件。

(三)建立适应行业特点的薪酬制度。结合医疗行业特点，建
立公立医院薪酬制度，完善收入分配激励约束机制。根据绩效考核
结果，做到多劳多得、优绩优酬、同工同酬，重点向临床一线、关
键岗位、业务骨干和作出突出贡献的人员倾斜，合理拉开收入差
距。严禁给医务人员设定创收指标，严禁将医务人员收入与医院的
药品、检查、治疗等收入挂钩。允许公立医院医生通过多点执业获
取合规报酬。

(四)建立科学的绩效评价机制。制订县级公立医院绩效考核
办法，将医院的公益性质、运行效率、群众满意度等作为考核的重
要指标，考核结果与医保支付、财政补助、工资水平等挂钩，并向
社会公开。把医务人员提供服务的数量、质量、技术难度和患者满
意度等作为重要指标，建立以社会效益、工作效率为核心的人员绩

效考核制度。

七、加强医院管理

（一）落实院长负责制。完善公立医院院长选拔任用制度，强
化院长任期目标管理，建立问责机制。完善院长激励和约束机制，
严禁将院长收入与医院的经济收入直接挂钩。加强院长管理能力培
训，探索建立院长任职资格管理制度。

（二）优化内部运行管理。健全医院内部决策执行机制。完善
以安全、质量和效率为中心的管理制度，加强成本核算，建立健全
成本责任制度，强化成本控制意识。严格执行医院财务会计制度，
探索实行总会计师制。健全财务分析和报告制度，对医院经济运行
和财务活动实施会计监督，加强经济运行分析与监测、国有资产管
理等工作。健全内部控制制度，建立健全医院财务审计和医院院长
经济责任审计制度。实施院务公开，发挥职工代表大会的作用，加
强民主决策，推进民主管理。

（三）规范医疗服务行为。完善公立医院用药管理、处方审核
制度，加强抗菌药物临床应用管理，促进合理用药，保障临床用药
安全、经济、有效。鼓励探索医药分开的多种形式。鼓励患者自主
选择在医院门诊药房或凭处方到零售药店购药。加强临床路径和诊
疗规范管理，严格控制高值医用耗材的不合理使用，加大对异常、
高额医疗费用的预警和分析。加强医疗行风建设，促进依法执业、
廉洁行医。强化问责制，严肃查处工作严重不负责任或失职渎职
行为。

八、提升服务能力

（一）建立适应行业特点的人才培养制度。建立健全住院医师
规范化培训制度，到 2020 年新进入县级公立医院的医生必须经过

住院医师规范化培训。加强县级公立医院骨干医师培训，研究实施
专科特设岗位计划，引进急需高层次人才。

（二）推进信息化建设。在国家统一规划下，加快推进县级医
药卫生信息资源整合，逐步实现医疗服务、公共卫生、计划生育、
医疗保障、药品供应保障和综合管理系统的互联互通、信息共享。
加快县级公立医院信息化建设，着重规范医院诊疗行为和提高医务
人员绩效考核管理能力。充分利用现有资源，开展远程医疗系统建
设试点，推进远程医疗服务。强化信息系统运行安全，保护群众
隐私。

（三）落实支持和引导社会资本办医政策。完善社会办医在土
地、投融资、财税、价格、产业政策等方面的鼓励政策，优先支持
举办非营利性医疗机构，支持社会资本投向资源稀缺及满足多元需
求服务领域。放宽社会资本办医准入范围，清理取消不合理的规
定，加快落实在市场准入、社会保险定点、重点专科建设、职称评
定、学术地位、医院评审、技术准入等方面对非公立医疗机构和公
立医疗机构实行同等对待政策。支持社会资本举办的医疗机构提升
服务能力。非公立医疗机构医疗服务价格实行市场调节价。研究公
立医院资源丰富的县(市)推进公立医院改制政策，鼓励有条件的
地方探索多种方式引进社会资本。

九、加强上下联动

（一）促进医疗资源纵向流动。以多种方式建立长期稳定的县
级公立医院与基层医疗卫生机构、城市医院分工协作机制。县级公
立医院要加强对基层医疗卫生机构的技术帮扶指导和人员培训，健
全向乡镇卫生院轮换派驻骨干医师制度，建立长效机制。可采取推
荐优秀管理人才参加乡镇卫生院选聘等形式，提升乡镇卫生院管理
水平。全面落实城市三级医院对口支援县级公立医院制度，提高县

级医院技术和管理水平。采取政策支持、授予荣誉等措施,引导城
市大医院在职学科带头人、医疗骨干全职或兼职到县级公立医院工
作,并为其长期在县级公立医院工作创造条件。鼓励已退休的学科
带头人、业务骨干到县级公立医院服务。

(二)完善合理分级诊疗模式。制订分级诊疗的标准和办法,
综合运用医疗、医保、价格等手段,逐步建立基层首诊、分级医
疗、双向转诊的就医制度。建立县级公立医院与基层医疗卫生机构
之间的便捷转诊通道,县级公立医院要为基层转诊患者提供优先就
诊、优先检查、优先住院等便利。充分发挥医保的杠杆作用,支付
政策进一步向基层倾斜,拉开不同级别定点医疗机构间的报销比例
差别。完善县外转诊和备案制度,力争 2015 年底实现县域内就诊
率达到 90% 左右的目标。

十、强化服务监管

(一)严格行业管理。卫生计生行政部门要完善机构、人员、
技术、设备的准入和退出机制。加强县级公立医院医疗质量安全、
费用控制、财务运行等监管,严格控制医药费用不合理过快增长。
做好医疗费用增长情况的监测与控制,加强对高额医疗费用、抗菌
药物、贵重药品以及高值医用耗材使用等的回溯检查力度,及时查
处为追求经济利益的不合理用药、用材和检查检验等行为。

(二)发挥社会监督和行业自律作用。推进医院信息公开,定
期公开财务状况、绩效考核、质量安全等信息。加强医疗行业协会
(学会)在县级公立医院自律管理监督中的作用。建立完善医务人
员管理信息系统和考核档案,记录医务人员各项基本信息、年度考
核结果以及违规情况等。建立社会监督评价体系,充分听取社会各
方面意见。改革完善医疗质量、技术、安全和服务评估认证制度。
探索建立第三方评价机制,全面、客观地评价医疗质量、服务态

度、行风建设等。(三)促进医患关系和谐。强化医务人员人文素
质教育,进一步加强医德医风建设。加强舆论宣传和引导,营造全
社会尊医重卫的良好氛围。加强医疗纠纷调处,完善第三方调解机
制,保障医患双方的合法权益。依法维护正常的医疗服务秩序,严
厉打击伤害医务人员和"医闹"等违法犯罪行为。积极发展医疗责
任保险和医疗意外保险,探索建立医疗风险共担机制。

十一、加强组织实施

(一)编制行动计划。2014 年县级公立医院综合改革试点覆盖
50%以上的县(市),2015 年全面推开。制定县级公立医院综合改
革任务具体分工方案,进一步细化分解改革任务,落实牵头部门和
进度安排,明确时间表、路线图,切实抓好组织实施。

(二)落实相关责任。各地、各有关部门要建立工作推进机制,
严格落实责任制。县级人民政府是改革实施主体,要落实责任、健
全制度,切实做好实施工作。各省(区、市)深化医改领导小组要
建立督促检查、考核问责机制,确保综合改革的各项举措落到实
处。国务院深化医改领导小组办公室要会同有关部门制订县级公立
医院综合改革效果评价指标体系,加强跟踪评估,对县级公立医院
改革行动计划进展情况进行专项督查,定期考核,适时通报。考核
结果与中央财政补助资金挂钩。

(三)做好宣传培训。开展对各级政府和相关部门领导干部的
政策培训,加强政策解读。深入细致做好医务人员的宣传动员,充
分发挥其改革主力军作用。大力宣传改革进展成效和典型经验,开
展舆情监测,及时解答和回应社会各界关注的热点问题,合理引导
社会预期。